Hans Ruge

Ueber Defecte der Vorhofsscheidewand des Herzens

Hans Ruge

Ueber Defecte der Vorhofsscheidewand des Herzens

ISBN/EAN: 9783743612174

Hergestellt in Europa, USA, Kanada, Australien, Japan

Cover: Foto ©berggeist007 / pixelio.de

Manufactured and distributed by brebook publishing software
(www.brebook.com)

Hans Ruge

Ueber Defecte der Vorhofsscheidewand des Herzens

Ueber

Defecte der Vorhofsscheidewand des Herzens.

Inaugural-Dissertation

der

medicinischen Facultät

der

Ruperto-Carolinischen Universität Heidelberg

zur Erlangung der Doctorwürde

vorgelegt von

Hans Ruge
aus Berlin.

Mit einer Tafel.

Referent: Prof. Arnold.   Decan: Prof. Erb.

Berlin.
1891.

Bei der Betrachtung der Missbildungen des Herzens liegt es am nächsten, für dieselben in der Entwickelungsgeschichte eine Erklärung zu suchen. Wenn aber auf der einen Seite schon in dem Worte „Missbildung" selbst angedeutet ist, dass die anomal beschaffenen Formen einzelner Organe oder ganzer Individuen von vornherein auf fehlerhafte Bildung zurückgeführt werden, so muss man andererseits doch zugestehen, dass bei der Erklärung der speciellen Befunde aus der Entwickelungsgeschichte sich häufig nicht unerhebliche Schwierigkeiten ergeben haben. Dies findet seinen Grund einmal darin, dass eine ganze Reihe von Missbildungen nicht ausschliesslich Bildungsfehlern ihre Gestaltung verdanken, sondern durch pathologische Prozesse complicirte Formen zeigen; zweitens aber darin, dass die Kenntniss der Entwickelung des Herzens lange Zeit an grossen Mängeln litt. Schon die älteren Gelehrten waren sich dieser Mängel wohl bewusst, und so finden wir in vielen Arbeiten über Missbildungen und speciell über die Missbildungen des Herzens Vorarbeiten auf entwickelungsgeschichtlichem Gebiete; ich brauche nur auf die interessanten Arbeiten von Lindes[1], Rokitansky[2], J. Arnold[3], Rauchfuss[4] u. A. zu verweisen. Da jedoch

[1] Lindes, Ein Beitrag zur Entwickelungsgeschichte des Herzens. Inauguraldissertation. Dorpat 1865.
[2] v. Rokitansky, Die Defecte der Scheidewände des Herzens. Wien 1875.
[3] J. Arnold, Ein Beitrag zu der normalen und pathologischen Entwickelungsgeschichte der Vorhofsscheidewand des Herzens. Dieses Archiv Bd. 51. Berlin 1870.
[4] C. Rauchfuss, Die angebornen Entwickelungsfehler des Herzens. Gerhardt's Handb. d. Kinderkrankheiten. IV. 1. Tübingen 1878.

durch neuere Arbeiten, besonders die von Born und Röse, sich unsere Kenntnisse auf dem Gebiete der Entwickelungsgeschichte des Herzens mannichfach erweitert und vervollkommnet haben, scheint der Versuch gerechtfertigt, auf Grund dieser neueren Untersuchungen derartige Missbildungen zu erklären. Wir beschränken uns hier auf die als Defectbildungen bezeichneten Missbildungen des Herzens, die wir als Hemmungsbildungen auffassen, und würdigen unter diesen speciell die Defectbildungen der Vorhofsscheidewand des Herzens einer eingehenden Besprechung. Gleich an dieser Stelle sei bemerkt, dass wir der bis jetzt in der Pathologie herrschenden Ansicht Rokitansky's über die Bildungsweise derartiger Defecte des Herzens nicht beitreten können, weil sie mit den Beobachtungen über die Entwickelung der Vorhofscheidewand im menschlichen Herzen nicht in Einklang zu bringen ist.

In erster Linie ist es demnach nothwendig, die in der Entwickelungsgeschichte des Herzens geltenden Anschauungen auseinander zu setzen.

I.

Schon den alten Forschern, wie Haller[1]) und Sabatier[2]) war es bekannt, dass die beiden Atrien des Säugethierherzens ursprünglich eine gemeinsame Höhle darstellen. In dieser tritt nach den Untersuchungen von Baer[3]), Rathke[4]), Meckel[5]), Weber[6]) und Valentin[7]) die erste Anlage einer Scheidewand in Form einer dünnen Falte auf, die sich nach Meckel u. A. an dem oberen Theile der gemeinsamen vorderen Vorhofswand erhebt; Valentin lässt sie von dem unteren den Herzkammern anliegenden Abschnitt der vorderen Wand ausgehen. „Das weitere Wachsthum dieser Falte, die schon früh einen musculösen Charakter besitze, geschehe vorwiegend in der Richtung nach

---

[1]) A. Haller, Opera minora. Tom. II. Lausannae 1762—1767.
[2]) Histoire de l'académie royale des sciences. Année 1774.
[3]) Baer, Ueber Entwickelungsgeschichte der Thiere. Theil I u. II.
[4]) Rathke, Nov. act. acad. N. C. XIV. Abth. 1.
[5]) Meckel's Archiv Bd. II. S. 402 u. Meckel's Anatomie Bd. III.
[6]) E. H. Weber in Meckel's Archiv Bd. II u. Hildebrandt's Anatomie.
[7]) G. Valentin, Handb. d. Entwickelungsgesch. d. Menschen. Berlin 1835.

unten und rückwärts in der Weise, dass sie, ehe sie die hintere Wand der Vorhöfe erreiche, mit einem halbmondförmigen Rand ende[1]." Nach Kilian[2]) erkennt man Anfangs nur auf dem Boden der Vorhöfe einen schwachen Wulst als Andeutung der sich bildenden Scheidewand; dieser nimmt von unten nach oben an Höhe zu und umgrenzt dann das eiförmige Loch von vorn her, so dass also das „Foramen ovale nicht in der Scheidewand liege, sondern dass dasselbe gleichsam hinter derselben weggehe." Während aber im Inneren die Scheidewand der Vorhöfe noch sehr unvollkommen und schmal ist, haben sich äusserlich die beiden Vorhöfe schon viel deutlicher gestaltet. Man erkennt zwischen beiden eine scharf gezeichnete Grenze. Nach Allen Thomson[3]) findet man beim Vogelembryo etwa 80 Stunden nach der Bebrütung den Anfang der Theilung der ursprünglich einfachen Vorkammer äusserlich durch eine schwarze Linie oben und links nahe an der Einmündung der Venen angedeutet. Einige Stunden später bemerkt man, dass diese schwarze Linie durch eine zunehmende Zusammenziehung am oberen und hinteren Theile der Vorkammer hervorgebracht wird. Diese geht nach dem Ventrikel zu und theilt bald die längliche Vorkammer in zwei fast sphärische Säcke. Die Einschnürung in der Vorkammer geht von oben nach unten und bildet eine Scheidewand zwischen den beiden so entstehenden Vorhöfen; gegen den unteren Theil dieses Septums bleibt das Foramen ovale offen. — Der Verschluss des Foramen ovale kommt nach eingehenden Untersuchungen von Wolff[4]), Sabatier, Meckel und Kilian durch eine halbmondförmige Falte zustande, die vom linken Umfange der Vena cava inferior entspringend nach vorn vorwächst. Es entstehen nehmlich nach der Ansicht der genannten Forscher

[1]) Diese Zeilen, sowie einen Theil der folgenden geschichtlichen Daten verdanke ich J. Arnold's Arbeit in diesem Archiv Bd. 51 S. 229. Daselbst finden sich auch ausgedehnte Literaturangaben über das hier behandelte Thema.
[2]) H. F. Kilian, Ueber den Kreislauf des Blutes im Kinde u. s. w. Karlsruhe 1826.
[3]) Ueber die Entwickelung des Gefässsystems in dem Fötus der Wirbelthiere. Froriep's Notizen 1831. No. 639.
[4]) C. E. Wolff, De foramine ovali etc. in Novi commentarii Acad. scient. imperial. T. XX. Petropoli 1776.

an der Mündungsstelle dieser Vene zwei halbmondförmige Falten — Duplicaturen und Verlängerungen der inneren Haut der Vene —, deren rechte zur Valvula foraminis ovalis, deren linke zur Valvula Eustachii werde. Die Vena cava inferior gehöre im ersten Anfange nur dem linken Vorhof an und rücke erst nach dem 3. Monat, d. h. nach dem Auftreten der Valvula foraminis ovalis, allmählich nach dem rechten Vorhof hinüber. Erst im 5. Monat sei diese Klappe nahe an die Vorhofsscheidewand nach rechts hingerückt, zugleich wachse sie stark nach oben vor und überrage endlich im 6. Monat den halbmondförmigen Rand des Septum atriorum, so dass dann die Verbindung zwischen beiden Atrien blos noch durch einen schiefen, von rechts und oben nach links und unten gehenden Kanal vermittelt werde. Die beiden im 3. Monat auftretenden Klappen der Vena cava inferior, die Rohde[1]) als Valvula dextra und sinistra bezeichnet, sollen sich in früheren Stadien nach Ecker[2]) bei der Contraction der Atrien mit ihrem freien Rande an einander legen und so den Rückfluss des Blutes in die Hohlvene hemmen. Rohde und Ecker, sowie auch Fr. Arnold schliessen sich den Ansichten der älteren Autoren an; Fr. Arnold betont in seinem Handbuch der Anatomie II. 2, dass die Vorhofsscheidewand erst nach der Ausbildung der Kammerscheidewand entstehe, und dass durch die Fortsetzung der Kammerscheidewand in den Ohrkanal diese Uebergangsstelle zwischen Vorkammern und Kammern in die beiden Atrioventricularöffnungen getheilt werde. Wir werden später ausführen, dass sich hierin die Ansichten wesentlich geändert haben.

Abweichend von allen diesen Darstellungen ist Rathke's[3]) Auffassung, wie er sie in seiner Entwickelungsgeschichte der Thiere ausgesprochen hat. Ich gebe sie hier theilweise wörtlich wieder: Die Scheidewand der Vorkammern nimmt ihre Entstehung unter der Form einer Falte oder vielmehr Leiste an der dem Ohrkanal gegenüber liegenden Seite des Vorhofsraumes und links von der Einmündungsstelle des gemeinsamen Stammes

[1]) Rohde, De foramine ovali. Zürich 1837. Diss.
[2]) Ecker, Beschreibung einiger Fälle von anomaler Communication der Herzvorhöfe. Freiburg 1839.
[3]) H. Rathke, Entwickelungsgeschichte der Wirbelthiere. Leipzig 1861.

aller Venen, wächst von da nach zwei Richtungen sich verlängernd gegen den Ohrkanal hin und erlangt bald die Form eines Halbmondes. Zu derselben Zeit wächst im Innern des Ventrikelraumes aus deren schwanzwärts gekehrter Wandung eine Leiste hervor, die sich einerseits bis an den Ohrkanal, andererseits bis an's Fretum verlängert; diese an Höhe und an Dicke immer mehr zunehmende Leiste wird zur Ventrikelscheidewand. Dann sendet letztere einen blattartigen dünneren Fortsatz durch den Ohrkanal in den Vorhofsraum; dieser Fortsatz verwächst mit den Hörnern der halbmondförmigen Vorhofsfalte und stellt mit ihr zusammen eine im Vorhofstheil (vom Foramen ovale) durchbrochene Herzscheidewand dar. Noch etwas später sendet die Ventrikelscheidewand unter steter Vergrösserung einen zipfelförmigen Anhang aus, durch den nach der Geburt die Oeffnung in dieser Scheidewand des Herzens verschlossen werden soll; dieser Anhang ist die Klappe des eirunden Loches. Soweit Rathke.

Kölliker[1]) glaubte ebenso wie Fr. Arnold, dass sich das Septum atriorum erst nach Vollendung des Septum ventriculorum bilde, und zwar in der 8. Woche in Gestalt einer niedrigen halbmondförmigen Falte, die von der Mitte der vorderen Wand der Vorkammer und vom oberen Rande des Septum ventriculorum ausgehe. In der Bildung der Valvula for. oval. und der Valvula Eustachii stimmt er mit den oben genannten Autoren überein. Langer[2]) unterscheidet am Septum atriorum zwei Segmente, ein vorderes dickeres und ein hinteres dünneres. Je jünger die Frucht, desto grösser sei der Abstand dieser beiden Segmente; durch Verlängerung des hinteren Segmentes, d. i. der Valvula semilunaris, deren concaver Rand nach vorn und links gerichtet ist, werde das Foramen ovale kleiner, bis endlich durch Verklebung beider Segmente der Verschluss der Oeffnung hergestellt werde. Auch Henle[3]) lässt das Septum atriorum aus zwei einander entgegen wachsenden Platten entstehen: die eine von der oberen, der vorderen und dem Vordertheil der unteren Wand des Atriums; die andere von der Hinterwand und dem hinteren Theile der unteren Wand. Sie entstehen in Form nie-

[1]) Kölliker, Entwickelungsgeschichte des Menschen. Leipzig 1861.
[2]) Langer, Anatomie. 1865. S. 315.
[3]) Henle, Anatomie. Bd. III. Abth. 1.

driger, halbmondförmiger Säume, deren Spitzen so über einander greifen, dass die der vorderen Platte an der rechten Seite derjenigen der unteren gelegen sind.

Einen grossen Fortschritt in der Erkenntniss der Entwickelung des Herzens verdanken wir der Arbeit von Lindes[1]); die Richtigkeit seiner Beobachtungen an Hühnchenembryonen ist in neuester Zeit von Masius[2]) durchaus bestätigt worden. Ich muss mich hier darauf beschränken, nur seine Resultate über die Entwickelung der Vorhofsscheidewand in Kürze wieder zu geben. Nach ihm tritt dieselbe zuerst als niedrige Leiste, nicht als Duplicatur an der Innenfläche der oralen und ventralen Wand des Vorhofstheiles auf; äusserlich entspricht ihr eine leichte Furche. Alsdann bilden sich in dem Uebergangstheile des Vorhofs in den Ventrikeltheil an der dorsalen und ventralen Wand zwei Lippen von unregelmässig viereckiger Gestalt, die mit einer Fläche angeheftet, mit der zweiten einander zugekehrt sind: er nennt sie Atrioventricularlippen; dadurch bekommt die Atrioventricularöffnung, von der Kopfseite her betrachtet, die Form eines liegenden I. Erst jetzt beginnt die Bildung der Kammerscheidewand, deren freier Rand kopfwärts sieht. Das Septum atriorum wächst nun von vorn her immer tiefer in die Vorhofshöhle hinein und sendet seine Schenkel an der dorsalen und ventralen Vorhofswand weiter nach hinten; der halbmondförmig ausgeschweifte, freie Rand des Septums sieht ziemlich genau nach der Mitte des Ostium atrioventriculare. An wenig älteren Herzen berühren sich die Schenkel des Septum atriorum an der aboralen Wand des Vorhofes, so dass das Septum jetzt in seiner Peripherie vollständig gebildet ist; im mittleren Theil desselben bemerkt man ein netzartiges Gewebe von zarten Balken und unregelmässig begrenzten Maschen. Der aborale freie Rand des Septums ist von dem oralen der Atrioventricularlippen noch durch einen kleinen Zwischenraum getrennt. Das Ostium atrioventriculare ist immer noch einfach, wird aber bald durch das Septum atriorum, dessen aboraler Rand mit dem oralen der Atrioventricularlippen verwächst, in 2 gleiche Hälften

[1]) Lindes, a. a. O.
[2]) Masius, Quelques notes sur le développement du coeur chez le poulet. Archives de biologie. T. IX. Paris 1889.

getheilt; diese Theilung in ein Ostium atrioventriculare dextrum und sinistrum wird dadurch vollendet, dass die beiden Lippen mit ihren freien, einander zugekehrten Flächen verwachsen. In den folgenden Stadien verschwinden die peripherischen Maschen des Netzwerkes des Septum atriorum, und nur in der Mitte entsteht gewöhnlich eine grössere bald spaltförmige, bald rundliche Lücke. „An keinem Herzen", sagt Lindes, „habe ich ein wirklich eiförmiges Loch gefunden, welches durch eine membranöse Klappe verschlossen würde." Auf seine ausgezeichnete Darstellung der Ausbildung des Septum ventriculorum, sowie der Theilung des Truncus arteriosus kann hier nicht eingegangen werden.

Lindes' Untersuchungen haben besonders in der Pathologie durch Carl von Rokitansky eine grosse Bedeutung gewonnen, der in seiner epochemachenden Arbeit „über die Defecte der Scheidewände des Herzens" eben diese Defecte als Entwickelungsfehler zu erklären sucht und seine, lange Zeit maassgebende Ansicht auf jenen Untersuchungen aufbaut. Rokitansky überträgt die Verhältnisse beim Hühnchen ohne weiteres auf den Menschen; und die Bildung des Limbus Vieussenii, die Lindes in seiner Arbeit merkwürdigerweise nicht berührt, sucht er auf eine Weise zu erklären, die sich wohl nicht aufrecht erhalten lässt. Mit seiner Ansicht trat Rokitansky in Gegensatz zu J. Arnold's Auffassung, der sich mehr an die älteren Forscher angeschlossen hatte. Wir werden später zu zeigen suchen, dass beide Gelehrten von den jetzt herrschenden Anschauungen über die Entwickelung des Herzens verschiedentlich abweichen, dass aber Arnold's Ansicht denselben bedeutend näher steht. Zum besseren Verständniss jener beiden Richtungen in der Pathologie scheint es mir vorerst nothwendig, eine ausführliche Darstellung der jetzt in der normalen Entwickelungsgeschichte geltenden Gesetze folgen zu lassen; es wird alsdann leicht sein zu zeigen, worin die Ansichten der beiden genannten Autoren von diesen abweichen.

Die hier folgende entwickelungsgeschichtliche Darstellung stützt sich hauptsächlich auf die Arbeiten von Lindes, Born[1])

---

[1]) Born, G., Beiträge zur Entwickelungsgeschichte des Säugethierherzens. Archiv f. mikrosk. Anatomie. Bd. 33. 1889.

und Röse[1]) unter Berücksichtigung verschiedener anderer Arbeiten über dies Capitel von Gegenbaur[2]), Bernays[3]), His[4]) und Masius[5]). — Die erste Anlage des Herzens ist bei allen Säugethieren, Reptilien und Vögeln, sowie bei den Knochenfischen paarig. Man findet bei Kaninchenembryonen vom Alter von 8—9 Tagen auf Querdurchschnitten durch den Kopf die Darmplatte von der Rumpfplatte durch einen kleinen Spaltraum, jederseits in einiger Entfernung von der Medianebene, getrennt. Dieser Spaltraum ist das vordere Ende der primitiven Leibeshöhle. Das viscerale Mittelblatt ist an dieser Stelle vom Darmdrüsenblatt etwas abgehoben; es bildet einen Vorsprung in die primitive Leibeshöhle. „Hier entwickelt sich", wie Hertwig[6]) beschreibt, „zwischen beiden Blättern ein kleiner Hohlraum, der von einer Endothelmembran umgeben ist, das primitive Herzsäckchen. — Bei ihrem ersten Auftreten liegen die beiden Herzhälften sehr weit auseinander. Später rücken sie durch Einfaltung der Darmplatten zusammen und kommen an die untere Seite der Kopfdarmhöhle zu liegen, wo sie verschmelzen." Es stellt also jetzt das Herz einen einfachen, geraden, ventral vom Kopfdarm gelegenen Schlauch dar, der sich aus zwei in einander gesteckten Röhren zusammensetzt, welche durch einen grösseren, wohl mit gallertiger Grundsubstanz gefüllten Zwischenraum getrennt sind. Durch die Arbeiten von Rabl[7]), Götte[8]) und Schwink[9]) ist nachgewiesen, dass die innere Röhre, der Endocardialschlauch, sich aus Zellen des inneren Keimblattes entwickelt. Das äussere Rohr,

---

[1]) C. Röse, Beiträge zur vergl. Anatomie d. Herzens d. Wirbelthiere, im Morph. Jahrb. Bd. 16. Heft 1. 1890 (herausgeg. v. C. Gegenbaur).
[2]) C. Gegenbaur, Zur vergl. Anat. d. Herzens, in Jenaische Zeitschr. f. M. u. N. Bd. II. 1866.
[3]) Morphol. Jahrb. Bd. II. Hft. 4. 1876.
[4]) W. His, Anatomie menschl. Embryonen.
[5]) Masius, a. a. O.
[6]) Hertwig, Lehrbuch der Entwickelungsgeschichte. 1888.
[7]) C. Rabl, Ueber die Bildung des Herzens der Amphibien. Morphol. Jahrbuch. Bd. XII. 1887.
[8]) A. Götte, Die Entwickelungsgeschichte der Unke. Leipzig 1875.
[9]) F. Schwink, Ueber die Entwickelung des Herzendothels der Amphibien. Anatom. Anzeiger. V. Jahrg. No. 7. 1890.

das sich vom visceralen Mittelblatt ableitet, liefert die Grundlage für Myocard und Pericard.

Dieser Herzschlauch nimmt an seinem hinteren Ende die beiden Venae omphalo-mesentericae auf, während er an seinem vorderen Ende die beiden primitiven Aortenbogen entsendet. In Folge bedeutenden Längenwachsthums ist dieser gerade Schlauch in der engen Halshöhle gezwungen, sich zu einer S-förmigen Schlinge zusammen zu krümmen. Bald darauf bewegt sich der venöse Abschnitt — der die Dottervenen aufnimmt — mehr nach dem Kopfe zu, der arterielle dagegen mehr schwanzwärts, bis beide nahezu in derselben Querschnittsebene liegen. Dabei drehen sie sich auch um die Längsaxe des Embryo, und zwar rückt die venöse Schleife mehr dorsalwärts, die arterielle mehr ventralwärts. Von vorn gesehen[1]) decken sich beide.

Nach Ablauf der Drehungen vollzieht sich am S-förmig gekrümmten Schlauch eine Sonderung in mehrere, hinter einander gelegene Abtheilungen. Es setzen sich der weiter gewordene venöse und der arterielle Theil durch eine tiefe Einschnürung gegen einander ab und können nun als Vorhof und Kammer, sowie die verengte Stelle zwischen beiden als Ohrkanal (Haller) unterschieden werden.

Wir haben dann bei Kaninchenembryonen von 9—9½ Tagen (bei 0,95 mm Kopflänge) einen schlauchförmigen Ventrikeltheil, dessen bis zur Berührung zusammengebogene, verticale Schenkel durch einen unteren, queren Bogen mit einander verbunden sind. Oben biegt der linke stärkere Schenkel rechtwinklig nach hinten in ein Uebergangsstück um, den später scharf abgesetzten Canalis auricularis. Dieses biegt abermals rechtwinklig in den rundlichen Vorhofssack um, welcher sich somit direct an die Hinterfläche des Ventrikels anlegt. Das obere Ende des rechten Ventrikelschenkels geht ohne äusserlich sichtbare Grenze[2]) in den Bulbus arteriosus über, welch' letzterer etwas oberhalb des

---

[1]) Hier sei gleich bemerkt, dass wir im Folgenden als „oben" = nach dem Kopfe zu gelegen, als „unten" = nach dem Schwanze zu gelegen annehmen, „vorn" ist ventral, „hinten" dorsal, nach der Orientirung im aufrecht stehenden Menschen.

[2]) Nach Kölliker und Born existirt hier keine Einschnürung, kein Fretum Halleri, für welches His eintritt.

Niveaus des linken Ventrikelschenkels rechtwinklig nach links hinten abbiegt, um in die Arterienbögen zu zerfallen. Der unteren Fläche des Vorhofsackes ist beinahe in ihrer ganzen Breite der Sinus venosus[1]) angefügt, ein flacher Raum, welcher nach oben mit dem Vorhofssack durch eine weite Oeffnung[2]) communicirt und durch eine horizontale Furche gegen denselben abgesetzt ist; diese Furche ist links am tiefsten, während sie vorn und hinten weniger deutlich, rechterseits endlich ganz vermisst wird. In die erweiterten Enden des halbmondförmigen Sinus venosus münden jederseits die Vena omphalo-mesenterica, die Vena umbilicalis und der Ductus Cuvieri, der sich je aus der Cardinal- und Jugularvene zusammensetzt und auch als obere Hohlvene bezeichnet wird. In der Folgezeit schreitet die äussere Abfurchung des Sinus vom Vorhof ringsum fort; ihr entsprechend auch die innere Abgrenzung: die Sinusmündung verkleinert sich und schiebt sich nach rechts, so dass sie schliesslich ein kreisrundes Loch am Boden der rechten Vorhofshälfte darstellt. Durch leistenartige Vorsprünge rechts und links wird dasselbe bald zu einer Spalte eingeengt.

An der hinteren Wand des Vorhofes setzt sich innen entsprechend dem Ansatze des Lungengekröses ein niedriger Kamm vom Vorhof auf den Sinus fort, die erste Andeutung der Vorhofsscheidewand. Die Oeffnung des (späteren) Canalis auricularis findet sich in der linken oberen Ecke der vorderen Vorhofswand, als niedriger Querspalt. Der Kanal mündet vorn am obersten Ende der Hinterwand des linken Ventrikelschenkels aus. Das Ostium interventriculare liegt am unteren Ende beider Ventrikelschenkel. Bei Kaninchenembryonen im Alter von 10 Tagen (bei 1,7 mm Kopflänge) erscheinen im Canalis auricularis die ersten Andeutungen der sogenannten Endocardkissen[3]); sie erheben sich an der oberen und an der unteren Wand des platten Ganges als zwei wulstförmige Verdickungen des Endocards.

[1]) His nennt ihn im Anfang Sinus reuniens; er liegt über der Leberanlage und unmittelbar unter dem Zwerchfell. Später, wenn derselbe an die Hinterseite des Vorhofs gerückt ist und sich von der Zwerchfellsanlage abgeschnürt hat, nennt er ihn Saccus reuniens.
[2]) Porta vestibuli (His).
[3]) F. T. Schmidt nennt sie Endothelialkissen, Lindes Atrioventricularlippen.

Bei Kaninchenembryonen von 11—12 Tagen (bei 2,5—3 mm Kopflänge) vollzieht sich gleichsam eine Drehung des ganzen Vorhofssackes (sammt Sinus venosus) um eine quere Axe, die etwa durch die Vorhofsmündung des Canalis auricularis geht, nach vorn und oben um etwas mehr als einen rechten Winkel. Veranlasst wird dieser Vorgang durch die sich in dieser Zeit massig entwickelnde Leber, welches Organ sich nach oben zwischen die Ventrikel einerseits und die Vorhöfe und den Sinus andererseits einschiebt und dieselben auseinander drängt. Dadurch lagert sich der Vorhofssack über die Ventrikel; die Vorhofsmündung des Canalis auricularis oder, wie wir sie vorgreifend nennen wollen, das Ostium atrioventriculare commune, wird von vorn nach unten verlagert. Der Vorhofssack wächst nach oben und nach den seitlichen Theilen hin stark aus; es entstehen jetzt auch die Auriculae cordis als gleichmässig gewölbte rundliche Vortreibungen. Der Sinus venosus rückt von der unteren auf die hintere Seite des Vorhofs; die Sinusmündung wird auf die hintere Wand des rechten Vorhofssackes verschoben und verläuft daselbst als schräge Spalte von rechts oben nach links unten. Dieselbe führt nach hinten in das beinahe vertical gestellte rechte Sinushorn. Die Randleisten dieser Sinusmündung, welche anfänglich als Einfaltungen der ganzen Herzwand erschienen, wachsen selbständig weiter und treten als klappenartige Gebilde, als Valvula venosa dextra et sinistra, in die Vorhofslichtung vor. Nach oben zu setzen sie sich in eine Leiste fort, die an der vorderen Vorhofswand neben dem inzwischen gebildeten Septum primum Born's ausläuft; sie wird von His Septum spurium genannt; äusserlich entspricht ihr eine Furche. Die nach links gerichteten unteren Enden der Valvulae venosae laufen an dem unteren Ende des Septum primum aus. Der Raum zwischen Septum spurium und Valvula venosa sinistra einerseits und dem Septum primum andererseits stellt eine nach hinten und oben immer stärker heraustretende Aussackung dar: das Spatium intersepto-valvulare (Röse)[1].

Bei der Aufrichtung des Vorhofes werden die erweiterten Enden des Sinus venosus viel stärker nach hinten hinauf ge-

---

[1] Born nennt ihn Spatium interseptale sive intervalvulare.

schoben, als das schmale Mittelstück; der Sinus nimmt in Folge
dessen die Form eines vertical gestellten Hufeisens an. Er bleibt
im Wachsthum hinter dem Vorhof zurück. Die Ductus Cuvieri
gehen aus ihrer horizontalen in eine mehr verticale Lage über
und stellen sich allmählich in die Verlängerung des Sinushornes
der entsprechenden Seite ein (Born). Die Venae omphalo-
mesentericae und umbilicales beider Seiten werden bei Embryonen vom 11.—12. Tage von Lebergewebe umwachsen, senden
Gefässsprossen in dasselbe hinein und lösen sich allmählich ganz
in Lebercapillaren auf. Die centralen Enden dieser Venen werden somit zu „Venae revehentes sive hepaticae". Zu gleicher
Zeit bemerkt man zwei Gefässe, die von der Stelle, wo die genannten Venen in die untere Seite der Leber eintreten, im hinteren Theile der Leber in die Höhe ziehen. Anfangs capillar,
später colossal erweitert, vereinigen sich diese beiden Gefässe zu
einem Stamme (der Vena Aranzii von His), der an der hinteren Seite des rechten Sinushornes einmündet und das Blut der
peripherischen (unterhalb der Leber gelegenen) Theile der Vv.
omphalo-mes. und umbilic. zum Herzen leitet. Dieser anfänglich
kurze aber weite Stamm, welcher bei Embryonen von 3 mm
Kopflänge mit dem centralen Endstücke der rechten Dotter- und
Nabelvene schon in Verbindung getreten ist und das Blut der
rechten unteren Körperhälfte in das rechte Sinushorn führt, verlängert sich in der Folgezeit bedeutend und nimmt bei Embryonen von 3,4 mm Kopflänge auch die Endstücke der linksseitigen
Dotter- und Nabelvenen, ebenfalls als Venae revehentes sive
hepaticae, auf.

Diese Verschiebung der Einmündungsstellen der linksseitigen
Venen nach rechts ist die Folge der Abschnürung des Sinus von
der Zwerchfell- und Leberanlage. Die Abschnürungsfurche
schneidet am raschesten von links her ein und schiebt die Einmündungsstelle der linksseitigen unteren Venen allmählich nach
rechts hinüber.

Die nunmehr gemeinsame Einmündung der unteren Venen
in den Sinus verlängert sich zum Herzende der Vena cava inferior.

Es ist nun die Bildung der Vorhofsscheidewand nachzuholen,
deren erste Anlage schon bei Embryonen von etwa 10 Tagen

(bei 1—1,7 mm Kopflänge) zu finden war. Hier bildete sich, an der Grenze beider Vorhofshälften, an der oberen und hinteren Wand entsprechend den Umschlagsstellen des Mesenterium cordis eine zusammenhängende flache Einbuchtung. Ihr entspricht innen eine Hervorragung, auf deren Kamme das Endocard kolbig verdickt ist; sie zieht über die obere Wand bis zum rechten Umfang der Vorhofsmündung des Canalis auricularis. Die ganze Hervorragung bildet die erste Anlage der Vorhofsscheidewand, die Born als Septum primum (S I) bezeichnet hat [1]).

In der Vertebratenreihe tritt dies Septum zuerst bei Dipnoern auf und ist an die Anlage der Lungen und die Entstehung der Lungenathmung geknüpft. Der Sinus venosus mündet dann stets rechts von diesem Septum, also in den rechten Vorhof; die Lungenvene stets links (Röse) [2]).

Bei Kaninchenembryonen von 11—12 Tagen (bei 2,6 mm Kopflänge) erreicht das S I seine volle Ausbildung. Es wächst zu einem dünneren, aber hohen, halbmondförmigen Kamm aus, dessen Ansatzlinie sich von dem oberen Theil der vorderen Wand über die obere hinweg bis zum unteren Ende der hinteren Wand hinzieht; der freie Rand ist nach wie vor von der kolbigen Endocardverdickung eingenommen. Die ovale Oeffnung, welche zwischen dem freien Rande des S I und dem Ostium atrioventriculare die beiden Vorhöfe communiciren lässt, hat Born als Ostium primum (O I) bezeichnet. Beim weiteren Vorwachsen des S I greifen seine Ansatzlinien allmählich auf die untere und vordere Wand des Vorhofssackes über. Die Enden des S I erreichen die Endocardleisten, welche von den Endocardkissen des Canalis auricularis aus sich auf die untere und auf die vordere Vorhofswand in den Vorhof hineinerstrecken, und verschmelzen mit diesen Leisten, so dass dann das O I, mit Ausnahme des Schlitzes zwischen den beiden Endocardkissen, ringsum von verdickten Endocardrändern begrenzt ist. Die Endocardkissen stellen in ihrer vollen Ausbildung stumpfe und breite Kämme dar, welche jederseits neben sich an der oberen und an der unteren Wand eine Rinne übrig lassen; jederseits

---

[1]) Sie entspricht dem Septum superius von His.
[2]) C. Röse, Zur Entwickelungsgeschichte des Säugethierherzens. Morph. Jahrb. XV. 3. 1889.

ist das Ende des Endocardkissens zu einem Höcker erhoben, so dass die Lichtung des Canalis auricularis etwa folgende Form annimmt ▶◀.

Bei Kaninchenembryonen von etwa $12\frac{1}{4}$ Tagen (3,0—3,5 mm Kopflänge) nimmt das O I kaum mehr als $\frac{1}{4}$ der Fläche eines mittleren Sagittalschnittes zwischen beiden Vorhofshälften ein. In diesem Stadium bildet sich eine neue, anfangs kleine Oeffnung zwischen beiden Vorhöfen, und zwar in der Mitte des Ansatzes des S I an der Vorhofswand, da wo die hintere Vorhofswand in die obere umbiegt. Je weiter in der Folgezeit das S I gegen die Atrioventricularöffnung vorrückt, desto kleiner wird O I, desto grösser aber jene zweite Oeffnung, das Ostium secundum (O II) Born's. Das S I bildet jetzt also ein Band mit 2 freien Rändern: einem oberen hinteren und einem unteren vorderen; es senkt sich mit fortschreitendem Wachsthum immer mehr gegen die Atrioventricularöffnung herab.

Während dieser Zeit treten auch an den Ventrikeln des Herzens Veränderungen auf. Im Innern hat sich das Endothel jetzt grösstentheils an die Musculatur angelegt, aus welcher ungeordnete Leisten und Bälkchen hervorspringen. Während diese Trabekelbildung an den betreffenden Stellen fortschreitet, treten an anderen durch Bildung embryonalen Bindegewebes zwischen Endothel und Serosa Endocardverdickungen auf, die mit ähnlichen im Bulbus und im Ohrkanal in Verbindung treten. Aeusserlich tritt der rechte Ventrikelschenkel stark nach vorn und links vor und mit ihm der Bulbus arteriosus. Der linke Ventrikelschenkel tritt, namentlich mit seinem seitlichen Umfange, zurück und wendet seine breiteste Fläche, welche anfänglich mehr nach vorn gerichtet war, allmählich rein nach links; so bildet sich links neben dem Canal. auricul. ein neues Stück Hinterwand des linken Ventrikels. Der Ohrkanal, der bisher an der linken Seitenfläche des Herzens lag, rückt dadurch in die Tiefe gegen die Mitte des Herzens zu. Allmählich verschwindet dieser Kanal als besonderer Herztheil, da er zwar in der Breite und Höhe weiter wächst, nicht aber in der Länge; er wird dann von den sich ausdehnenden Wänden der Ventrikel umgriffen[1]).

[1]) Von einer Einstülpung des Ohrkanals in den Ventrikelraum, die His annimmt, kann wohl nicht die Rede sein.

Bei Embryonen von 4—6 mm Kopflänge gehört die volle Hälfte der Atrioventricularöffnung dem rechten Vorhofstheil an; ihr rechtes Ende sieht jetzt in den rechten Ventrikel. Ausser der Drehung der Ventrikel ist dabei auch eine beträchtliche Verbreiterung des Lumens des Ohrkanals nach rechts hin von Einfluss gewesen. Das gemeinsame untere Querstück des Ventrikeltheiles wächst stärker in der Höhenrichtung, als die freien verticalen Schenkel; ausserdem verwachsen die einander zugekehrten Seiten der Ventrikelschenkel. Da nun gleichzeitig jede Ventrikelhälfte sich für sich ausdehnt, geht die Schlingenform des Ventrikels immer mehr verloren, und er erscheint aus zwei ovoiden Hälften zusammengesetzt.

Bei Kaninchenembryonen im Alter von 13—14 Tagen (4,5—6 mm Kopflänge) verwachsen die einander benachbarten Flächen der beiden Ventrikelschenkel immer höher hinauf mit einander, und dieser Verwachsung entsprechend dehnt sich gleichzeitig die Interventricularöffnung nach oben aus. Trotzdem nimmt dieselbe an Grösse kaum zu, da gleichzeitig in ihrem vorderen und unteren Umfange eine sie einengende, halbmondförmige Leiste entsteht, die Anlage des Interventricularseptums[1]). Anfänglich mag dasselbe gewissermaassen passiv gebildet werden, indem sich jede Ventrikelhälfte für sich kuppelförmig nach unten ausdehnt, bald aber gewinnt es ein selbständiges Höhenwachsthum. Sein freier Rand sieht nach oben gegen die rechten Höcker der beiden Endocardkissen. Es wächst aber nach oben nicht bis zum Verschlusse des Foramen interventriculare, denn die linke Kammer besässe dann kein Abflussrohr, da der Bulbus arteriosus ursprünglich nur dem rechten Ventrikel angehört. Vielmehr bleibt oben in dem Septum eine Lücke, die zum Ostium arteriosum aortae wird, wie schon Lindes beim Hühnchen beobachtet hat.

Die Theilung des Bulbus arteriosus in zwei Stämme, Aorta und Pulmonalis, wird frühzeitig eingeleitet. Schon bei Embryonen von 11—12 Tagen (2,5—3 mm Kopflänge) ist die ring-

---

[1]) His bezeichnet es als Septum inferius, in späteren Stadien auch als Septum musculare. Siehe: His, Beitr. zur Anat. d. menschl. Herzens. Leipzig 1886.

förmige Endocardbekleidung des Bulbus in zwei Endocardplatten, eine vordere und eine hintere, getheilt; beide erreichen verschmälert beinahe den Boden des rechten Ventrikels. Nach links hängen diese Bulbuswülste, wie sie Born in späteren Stadien bezeichnet, über den oberen und hinteren Umfang des Foramen interventriculare hinweg mit zwei Endocardverdickungen zusammen, die sich von den Endocardkissen des Canalis auricularis aus in die Wände des linken Ventrikels erstrecken. Bei Embryonen von 4 mm Kopflänge ist das Bulbuslumen durch die nunmehr entwickelten Bulbuswülste, die jetzt endocardiale Längsleisten vorstellen, zu einem an seinen Enden erweiterten Längsspalt geworden. Diese erweiterten Enden stellen die Gefässröhren dar; sie liegen im Bulbus selbst hinter einander, die Pulmonalis nach vorn, die Aorta nach hinten. Beim Herabsteigen rückt die Pulmonalis unter gleichzeitiger Erweiterung nach rechts vorn, die Aorta nach links und hinten in Folge der spiraligen Anordnung der endocardialen Längsleisten. Demnach mündet die Aorta über dem rechten Ende des Ostium atrioventriculare, die Mündung reicht bis an das Ostium interventriculare heran. Wie der definitive Abschluss der Aorta vom rechten Ventrikelraum und ihre Verbindung mit dem linken Ventrikel zu Stande kommt, wird später erörtert werden.

Kehren wir zur Entwickelung der Vorhofsscheidewand zurück. Bei Embryonen von 5,5—6 mm Kopflänge ist O I durch das Herabwachsen von S I verschwunden, der Rand von S I sieht nur noch in der Spalte zwischen den Endocardkissen abwärts mit freiem Rande, und das entsprechend vergrösserte O II bildet die einzige Communication zwischen den beiden Vorhofshälften. S I ist jetzt am vorderen unteren Umfang des Vorhofes befestigt und wendet seinen freien Rand nach hinten und oben; es scheidet die rechte und linke Atrioventricularöffnung von einander, deren Trennung dadurch vervollständigt wird, dass die Endocardkissen an den einander zugekehrten Flächen breit verschmelzen.

Die zweite Klappe, welche das O II umrahmt, tritt relativ spät auf. „Erst bei Embryonen von etwa 5 mm Kopflänge bildet sich von der oberen und dem oberen Theile der hinteren Wand aus eine neue halbmondförmige Leiste", die Born als „Septum secundum (S II)" bezeichnet. Ihre Ansatzlinie liegt etwas rechts von der Ebene des S I; „sie erscheint von Anfang an dicker als jenes, zeigt aber ein viel geringeres Höhenwachsthum und liefert den Hauptbestandtheil des Limbus Vieussenii. Da beide Leisten, S I und S II, nicht in derselben Ebene liegen, laufen ihre niedrigen Enden an einander vorbei bezw. greifen über einander über (Born)". Ihre späteren Stellungsveränderungen werden weiterhin besprochen werden.

Das O II entspricht ungefähr dem späteren sog. Foramen ovale[1]), das S I der Valvula foraminis ovalis.

In eben diesem Stadium, also bei Kaninchenembryonen von 5—6 mm Kopflänge, zeigen der Sinus venosus und die in ihn einmündenden Venen Veränderungen in der Weise, dass das rechte stark ausgebildete Sinushorn gegen die übrigen Theile des Sinus venosus überwiegt und nunmehr drei Venenstämme aufnimmt: oben den absteigenden Ductus Cuvieri dexter als Vena cava superior (dextra); unten das schmale Querstück des Sinus venosus mit dem linken schwach entwickelten Sinushorn und dem diesem angeschlossenen Ductus Cuv. sinister, als Vena cava sup. sinistra; endlich an der hinteren Wand über jener die oben besprochene Vena cava inferior. Das linke Sinushorn sammt dem schmalen Querstück des Sinus persistirt als bestimmt abgegrenztes Gebilde in Gestalt des Sinus coronarius (His). Zwischen Vena cava inferior und Vena cava superior sinistra springt innen eine musculöse Falte vor, die selbständig weiter wächst und als horizontale Scheidewand mit freiem vorderen Rande die Einmündung des linken Venenstammes — des späteren Herzvenenstammes — von den beiden darüber mündenden Venen trennt.

Durch zunehmende Vergrösserung des rechten Vorhofes, besonders nach hinten und unten umgreift derselbe allmählich dies rechte Sinushorn, welches dadurch in den Vorhof aufgenommen

---

[1]) Jedoch ist dies nur bedingt richtig. Die alte Bezeichnung eines „Foramen ovale" ist uncorrect, da sie für ein Loch angewendet wurde, das vom Limbus Vieussenii rings begrenzt werden sollte. Ein solches Loch besteht in der That niemals. Das Ostium II liegt vielmehr in dem links vom Limbus Vieussenii gelegenen Septum I. Bezeichnen wir aber dies Loch als Foramen ovale, so passt wiederum die Bezeichnung einer „Valvula foraminis ovalis" nicht für das S I. Es ist daher zweckmässiger, Born's Bezeichnungen anzuwenden.

wird. Die hintere Wand des ehemaligen Sinus wird dann zu einem Theile der Hinterwand des Vorhofes, und dieser Theil bleibt immer frei von Muskelbalken. Damit münden die drei Körpervenen direct in den rechten Vorhof ein, in derselben Anordnung wie vorher, immer noch umschlossen von den Valvulae venosae, die jetzt von der Hinterwand des rechten Vorhofes entspringen [1]).

Die seitlichen Theile der Vorhöfe zeigen ein viel stärkeres Wachsthum nach vorn und oben, als der mittlere vom Bulbus überlagerte Theil, so dass sie sich zu beiden Seiten desselben nach vorn und oben vorschieben. Bei menschlichen Embryonen wird bei dieser Verschiebung der Seitentheile der Vorhöfe der obere kuppelförmige Theil des Spatium interseptovalvulare zu einem schmalen, aber hohen spaltförmigen Raume reducirt, dessen Wände mit Muskelleisten besetzt sind. Infolge dessen tritt das Septum spurium der medialen oberen Vorhofswand immer näher und verschwindet schliesslich durch Verlöthen mit derselben: damit verschwindet auch das Spatium interseptovalvulare. — Die Valvula venosa sinistra tritt bei menschlichen Embryonen von 16 mm Kopflänge oben am linken Rande der Vena cava superior (dextra) an die Wurzel des S II heran, verläuft von da auf der hinteren Vorhofswand herab, durch das anfänglich noch vorhandene schmale Spatium intersepto-valvulare vom S I getrennt, und endigt nach unten und vorn vor der Herzvenenmündung in dem unteren Ende des S II. Dieses letztere tritt als halbmondförmige Leiste mit der weiteren Aufrichtung der Vorhöfe an deren vordere Wand, von wo aus ihr unteres Ende zwischen den Atrioventricularöffnungen nach hinten sich erstreckt. Die Valv. venos. sinistra verschwindet an der hinteren Wand des Vorhofes bei älteren menschlichen Embryonen; sie

---

[1]) Nach His grenzt sich noch bei manchen Herzen Erwachsener äusserlich sichtbar der ursprüngliche Sinus venosus vom übrigen Vorhof ab, und zwar durch eine Furche (Sulcus terminalis, His), die nach rechts im Bogen die Venenmündungen umgreift, und der im Innern eine Leiste (Taenia s. Crista terminalis) entspricht. Er hat ein solches Herz in seinen „Beiträgen zur Anatomie des menschlichen Herzens" abgebildet. F. T. Schmidt bezeichnet diese Leiste als „fundamentale Muskelschleife"; v. Jahresberichte über d. Leistungen u. Fortschr. der ges. Medicin von Virchow u. Hirsch. Jahrg. 1870. S. 65—68.

erhält sich nur in ihren beiden Ausläufern, die sich in Verbindung mit dem S II[1]) an der Bildung des Limbus Vieussenii betheiligen, der hinten durch die dicke fleischige Wurzel der Valvula for. oval. zu einem Ringe vervollständigt wird[2]).

Eine analoge Stellungsveränderung, wie das S II, erfährt als Folge der weiteren Aufrichtung der Vorhöfe auch das S I. Seine Ansatzlinie rückt von der unteren auf die hintere Vorhofswand hinauf; dabei wächst es beträchtlich aus, besonders mit seinem hinteren ursprünglich unteren Ende, welches sich allmählich an der hinteren Wand bis zur oberen hinauf erstreckt, so dass sein vorher nach hinten und oben gewandter freier Rand nunmehr nach vorn und oben sieht. Diesem steht vorn der freie Rand des Limbus Vioussenii gegenüber. Die beiden Ränder wachsen einander scheinbar entgegen und engen das O II, welches dem Foramen ovale der Autoren entspricht, ein. In der That aber wachsen beide Septa in zwei einander annähernd parallelen Ebenen an einander vorüber, das häutige S I (Valvula foraminis ovalis) etwas nach links, das fleischige S II nach rechts gerichtet. Der vollständige Abschluss des linken Vorhofes vom rechten kommt bei einer grossen Anzahl von Menschen niemals zu Stande, was durch Klob und Wallmann[3]) erwiesen ist. In der Regel legt sich aber bei Beginn des extrauterinen Lebens in Folge des Druckes des Lungenvenenblutes, welches von Beginn der Lungenathmung in den linken Vorhof einströmt, das S I (Valv. for. oval.) mit seinem vorderen Rande an das S II (Limbus Vieussenii) an, verklebt mit diesem und verwächst allmählich mit ihm mehr oder minder vollständig.

Bei Vögeln finden nach Lindes im embryonalen Leben

[1]) Das Septum intermedium von His lässt sich mit keinem der von Born beschriebenen Theile des Vorhofseptums identificiren. Es ist offenbar das Product einer irrthümlichen Auffassung und besteht in der beschriebenen Form überhaupt nicht. Ebenso führen die Bezeichnungen „Area interposita" und „Spina vestibuli" zu einer falschen Vorstellung und sind deshalb zu verwerfen.

[2]) Die erste Andeutung eines Limbus Vieussenii findet sich bei Batrachiern als leistenförmiger Vorsprung der vorderen Wand. Bei allen Vögeln findet sich ein deutlicher Limbus Vieussenii (Röse).

[3]) Wallmann, Ueber das Offenbleiben des Foramen ovale cordis bei Erwachsenen. Prager Vierteljahrsschrift. Jahrg. 1859.

secundäre Durchbrechungen des Septum atriorum siebartig statt, so dass zahlreiche kleinere und grössere Löcher entstehen. Später werden sie allmählich durch Endocardwucherungen wieder verschlossen, nur einige der grössten, mehr nach vorn gelegenen bleiben meist offen und werden erst nach der Geburt ganz allmählich ebenfalls durch Endocardwucherungen geschlossen. — Aehnlich wie bei Vögeln verhält sich das Septum atriorum bei Monotremen und Marsupialien. — Bei placentalen Säugern ist die secundäre Durchbrechung bald ein einziges Loch, wie bei Mensch und Kaninchen (Born); bald sind mehrfache Durchlöcherungen vorhanden [1]). Dann schliessen sich die kleineren durch Endocardwucherung; eine oder mehrere der am weitesten nach vorn gelegenen und grössten Löcher bleiben jedoch während des ganzen fötalen Lebens offen. Sie entsprechen dem O II Born's, was auch Masius[2]) für die secundären Löcher beim Hühnchen betont.

Die schon oben erwähnte horizontale Querfalte zwischen den Mündungen der Vena cava inferior und der Herzvene verbindet sich nach links unterhalb der Valvula venosa sinistra mit dem Vorhofsseptum, rechts mit der sie an Höhe übertreffenden Valvula venosa dextra, welche dadurch in einen oberen grösseren und einen unteren kleineren Abschnitt zerlegt wird. Dieser untere kleinere Abschnitt, welcher neben und vor der Herzvenenmündung liegt, wird zur Valvula Thebesii. Der grössere obere Abschnitt atrophirt nach und nach in seiner oberen Hälfte neben der Cava superior dextra und neben dem Zwischenraum zwischen beiden Venae cavae, während sich die untere Hälfte als Valvula Eustachii fort erhält, die durch ihre Verbindung mit der Querfalte unterhalb der Vena cava inferior gegen das Vorhofsseptum abgelenkt erscheint[3]).

[1]) Solche fand Bruch bei Föten vom Rind, Schaf und Pferd. Siehe: C. Bruch, Schliessungsprozesse des Foramen ovale. Röse ist der Ansicht, dass auch beim Menschen mehrfache Durchbrechungen nichts Abnormes seien.

[2]) J. Masius, Quelques notes sur le développement du coeur chez le poulet. Archives de biologie, publiées par van Beneden. T. IX. 1889.

[3]) Die Valvula Eustachii hängt aber zuweilen noch beim Erwachsenen mit der Valvula Thebesii zusammen.

Die Vorhöfe wachsen nun mächtig nach vorn hin aus und greifen mit zugespitzten Enden, die die Auriculae cordis darstellen, nach innen um die vordere Seite der Aorta und Pulmonalis herum. Das Vorhofsende des Canalis auricularis drängt sich noch bis in die späteren Embryonenstadien in den Vorhof ein; es ist noch am Anfang des 3. Monats gegen die angrenzenden Vorhofswände terrassenförmig erhoben. Diese Erhebung verschwindet erst mit der fortschreitenden Ausweitung der Atrioventricularöffnungen.

Die Lungenvenen entwickeln sich zuerst bei Kaninchenembryonen von 2,85 mm Kopflänge als ein unpaares capillares Gefäss, welches in den linken Vorhof in Form eines schmalen Schlitzes dicht an der Wurzel des S I mündet. Während aber bei den Nagern ein einfacher, wenn auch beträchtlich erweiterter Lungenvenenstamm bestehen bleibt, wird beim Menschen der sehr kurze, nach und nach aber stark erweiterte Lungenvenenstamm bald in den Vorhof einbezogen. Schon bei Embryonen von 12 mm Kopflänge findet man, dass die beiden quer divergirenden Aeste der ursprünglichen Vena pulmonalis dicht neben einander in einen Raum münden, der durch eine weite Oeffnung links neben dem S I mit dem linken Vorhof communicirt und dem ursprünglichen Lungenvenenstamm entspricht. In der Folgezeit erweitert sich dieser Raum in querer Richtung und flacht sich ab. Im Anfang des 3. Monats nimmt er fast den ganzen hinteren oberen Umfang des linken Vorhofs ein und bildet, nachdem auch der seine Mündung von links und unten umgrenzende leistenartige Rand sich verwischt hat, einen Theil der hinteren Vorhofswand, der glatt bleibt und der Musculi pectinati entbehrt. Am Anfang des 4. Monats finden sich an den Enden des oberen Randes des linken Vorhofs die Einmündungen der beiderseitigen Lungenvenenstämme oder häufiger je 2 Venenmündungen, da das kurze Stammstück jederseits auch noch meist in den Vorhof einbezogen wird.

Die definitive Trennung der Aorta von der Pulmonalis wird schon bei Kaninchenembryonen von 4,5—5,5 mm Kopflänge dadurch eingeleitet, dass am oberen Bulbusende an der Theilungsstelle des Truncus jedes Horn des zwischen den Ursprüngen des

4. und 6. linken Aortenbogens[1]) hervorragenden sichelförmigen „Sporns" (F. T. Schmidt) sich mit den Bulbuswülsten verbindet und deren Flächen von oben nach unten zu mit einander verschmelzen. Bald wird diese Trennung auch äusserlich sichtbar. An der linken Seite des gemeinsamen Wurzelstückes der 4. und 6. Aortenbögen beginnt nach rechts hin eine horizontale Furche einzuschneiden, die zwischen die Abgangsstellen der linken 4. und 6. Bögen trifft. „Nachdem die Furche etwa bis zur Mitte des Bulbusendes horizontal eingedrungen ist, biegt sie nach unten um und dreht sich zugleich so, dass ihre Fläche schräg von rechts und vorn nach links und hinten steht. Mit dieser Einfurchung ist das obere Ende des Bulbus in 2 Röhren zerlegt, von denen die eine, links vorn liegende nur in die 6. Aortenbögen führt (Art. pulmonal.), die andere rechts hinten liegende in die 4. und in die Reste der darüber liegenden (Art. aorta). Weiter abwärts stellt sich die trennende Furche fast rein frontal." Der linke 4. Aortenbogen wird später zur Aorta, die beiden 6. Bögen zur Pulmonalis (Boas).

Das untere Bulbusende weitet sich indess nach links und hinten soweit aus, dass der linke hintere Umfang seines Lumens in die Interventricularöffnung hinein sieht, und zwar in einen röhrenförmigen Raum des linken Ventrikels, der unten vom linken Abhang des Ventrikelseptums, oben von den verschmolzenen Endocardkissen umgrenzt wird. Diesen linken hinteren Umfang des Bulbus nimmt die Aortenröhre ein. Bei etwas älteren Embryonen steigt das Ventrikelseptum weiter aufwärts und verbindet sich dabei vorn mit dem Ende des linken vorderen Bulbuswulstes; hinten allmählich mit dem ganzen rechten Rande der verschmolzenen Endocardkissen, zuletzt mit dem rechten Höcker des oberen Endocardkissens. Dann liegt das Ostium interventri-

---

[1]) Ebenso wie bei niederen Wirbeltieren bestehen auch beim Menschen und anderen Säugern ursprünglich sechs Kiemenarterienbogen. Der 5. Bogen geht aber bei Amnioten schon während des Fötallebens gänzlich zu Grunde. (Vergleiche hierüber: Zimmermann, Ueber einen zwischen Aorten- und Pulmonalbogen gelegenen Kiemenarterienbogen beim Kaninchen; im Anatomischen Anzeiger, Jena 1889. — Ferner: Boas, Ueber die Arterienbogen der Wirbelthiere; im Morpholog. Jahrbuch. Leipzig 1888. XIII. Heft 1. S. 115.)

culare über dem Niveau der Atrioventricularöffnungen. Die beiden Bulbuswülste legen sich nun an einander und verschmelzen, so dass auch im unteren Bulbusende Aorta und Pulmonalis definitiv getrennt werden. Endlich verbindet sich das neugebildete Septum arteriosum unten mit dem freien Rande des Septum ventriculorum, wodurch das Ostium interventriculare in den Ursprung der Aorta einbezogen und dieselbe vollkommen vom rechten Ventrikel abgeschlossen wird. Der Conus arteriosus aortae wird von dem trichterförmigen, zwischen dem linken Abhange der Ventrikelscheidewand und den verschmolzenen Endocardkissen gelegenen Raume dargestellt; er liegt zwischen Ostium atrio-ventriculare dextrum und sinistrum eingeschoben.

Die Bildung der Atrioventricularklappen geht nach Bernays von wulstförmigen Endocardverdickungen an diesen Ostien aus. Diese Endocardverdickungen sind bei Rindsembryonen von 1,2—1,6 cm Länge halbmondförmig; am linken Ostium bestehen zwei, eine mediale und eine laterale dickere; am rechten Ostium drei, eine mediale, eine vordere laterale und eine hintere laterale. Diese Endocardverdickungen sind anfangs durch Bindegewebe mit der Musculatur verbunden, haben also keine directe Beziehung zur Ventrikelmusculatur. In der Folgezeit findet man, dass die sich ausbildenden Muskelbalken in den Ventrikeln in's Lumen weiter vorspringen, sich mehr von der Kammerwand isoliren, wodurch das Lumen scheinbar verkleinert wird. Die Ostia atrioventricularia sind grösser geworden ohne wesentliche Formveränderungen. Die untere Fläche der Endocardvorsprünge ist mit den zunächst befindlichen, aus der Kammer emporstrebenden Muskelbalken in Verbindung getreten. Durch das allmähliche Uebergreifen der vorwachsenden Muskelbalken auf die untere Fläche der die Klappe vorstellenden Endocardvorsprünge bildet sich zwischen beiden eine Verbindung aus, so dass der dem Vorhof zugewendete Theil bindegewebig, der dem Ventrikel zugewendete jetzt musculös ist. Der vordere, stets von Muskelbündeln frei bleibende Theil ragt wie eine Dachkante über die aufsteigenden Muskelbalken vor (Bernays). In diesem Stadium bildet der endocardiale Theil der Klappen noch den Hauptbestandtheil.

Bei Rindsembryonen von 3,5—6 cm Länge ordnen sich die

innersten Trabekel in Bündeln an. Diese Bündel erlangen, indem sie unter gleichzeitigem Schwinden der Hohlräume massiver werden, eine grössere Selbständigkeit und werden zu Papillarmuskeln. Sie entspringen mit breiter Basis in der Nähe der Spitze des Ventrikels und ziehen allmählich sich verjüngend gegen die Ostien hin. Ihre Spitze zerfällt in 6—10 divergirende Ausläufer, die als kurze dicke Stränge zur betreffenden Klappe verlaufen. Diese noch musculösen Stränge werden vorläufig als „Chordae musculares" bezeichnet. Die Klappen bestehen jetzt vorwiegend aus Muskelgewebe, weshalb sie Bernays in diesem Stadium Muskelklappen nennt; der endocardiale Theil ist wenig fortgeschritten, bildet einen Klappwulst am freien Rande und eine damit im Zusammenhang stehende dicke Lage.

Bei Menschenembryouen vom 4. Monat an nehmen die Klappen an Grösse bedeutend zu und wachsen gewissermaassen von ihrem Ursprunge aus der Ventrikelwand heraus. Das spätere Klappsegel ist aus Verschmelzung der ursprünglichen Vorsprünge mit dem Balkennetz der Kammerwand entstanden. Die Klappe wird jetzt im Verhältniss zu ihren übrigen Dimensionen dünner. An den Chorden erkennt man makroskopisch die Vorgänge der Gewebssubstitution, des Ueberganges der musculösen Chorden in sehnige, Chordae tendineae. Je weiter die anfangs kurzen und dicken Chorden sich entwickeln, desto mehr werden sie verdünnt und in die Länge gezogen und erreichen schliesslich, bei Erwachsenen annähernd die Länge ihrer Papillarmuskeln. Damit ist an die Stelle des früher fast ganz musculösen Klappenapparates ein mit Ausnahme der Papillarmuskeln ganz bindegewebiger bezw. sehniger getreten.

Das von Bernays[1]) angegebene Schema passt nach Röse nur für die beiden medialen Klappen. Das Material für die Bildung der halbmondförmigen Verdickungen liefern dort Theile der verschmolzenen Endocardkissen des Ohrkanals. Aus den linken Höckern desselben und der sie verbindenden Zwischenschicht geht das innere (vordere) Klappsegel der Mitralis hervor. Das Segel selbst hängt dann wie eine Scheidewand zwischen dem Ostium atrioventriculare sinistrum und dem Conus

---

[1]) Bernays, Entwickelungsgeschichte d. Atrioventricularklappen. Morphol. Jahrb. II. 4. 1876.

arteriosus aortae herab. Aehnlich wie diese Klappe wird das innere Klappsegel der Tricuspidalis aus den rechten Höckern der Endocardkissen gebildet. Unter seiner Anheftungsstelle findet die letzte Vereinigung des Septum arteriosum mit dem Septum ventriculorum statt; dieses Vereinigungsstück bleibt häutig, es ist die sogenannte Pars membranacea septi.

Das vordere äussere Klappsegel der Tricuspidalis bildet sich aus dem unteren Ende des hinteren rechten Bulbuswulstes. Die lateralen Klappen entstehen nach Röse ausschliesslich durch Differenzirung aus der früheren Kammerwand und spätere bindegewebige Umwandlung, sind also rein musculösen Ursprungs.

Die Taschenklappen von Aorta und Pulmonalis gehen aus Endothelialkissen hervor. Da die Bulbuswülste nur mit ihren Firsten, den sogenannten Grundleisten der Mutterkissen (F. T. Schmidt) verschmelzen, ragen ihre noch freien Ränder als je 2 Wülste in's Lumen der Aorta und der Pulmonalis vor. Sie erhalten sich nur am Anfange des Bulbus, während sie distalwärts verstreichen. Zu diesen Wülsten gesellen sich noch zwei neue; einer vorn im Beginn der Pulmonalis, der andere an der Hinterseite der Aorta. Die 3 Wülste legen sich in jedem Gefässe so an einander, dass das Lumen zwischen ihnen zu einer dreizackigen Spalte eingeengt wird. Dann wird allmählich die distale Seite der Wülste ausgehöhlt, und jeder der Wülste wandelt sich so in eine erst dickwandige, später dünnwandige Tasche um.

Die Atrioventricularöffnungen rücken erst bei Embryonen von mehr als 6 mm Kopflänge vom oberen Rande der Hinterwand der Ventrikel auf deren obere Seite. Die Ventrikel spitzen sich allmählich durch vorwiegende Ausdehnung im Höhendurchmesser zu.

Aus dieser ausführlichen Schilderung der Entwickelung des Herzens ist leicht zu ersehen, dass die Bildung der Vorhofsscheidewand sich ganz anders gestaltet, als Rokitansky diesen Vorgang aufgefasst hat. Rokitansky nimmt zuerst ein herabwachsendes Septum an, welches schliesslich die Atrioventricularlippen erreicht und mit ihnen verwächst, sein „provisorisches Septum". Soweit stimmen die neueren Forscher mit ihm überein. Dann aber sollen, noch vor der Anlöthung dieses Septums an die Atrioventricularlippen, in demselben „viele kleine Lücken" auftreten. „Gewöhnlich werden die Lücken in dem mittleren Theile des so entstandenen Gitters bald überwiegend gross; auch trete zuweilen in der Peripherie vorn oben eine besonders grosse spaltförmige, wie durch Ablösung des peripherischen Theiles des Gitters von dem (später zu beschreibenden) Rahmen hergestellte Lücke auf." Diese vielfache Durchbrechung in der Mitte des Septums gilt, wie sie zuerst an Vögeln beobachtet wurde (Lindes), auch nur für Vögel und niedere Säugethiere; bei placentalen Säugern ist diese secundäre Durchbrechung meist, beim Menschen (nach Born) stets ein einfaches Foramen, welches auch nicht in der Mitte des S I auftritt, sondern am oberen Rande, und welchem Born den Namen O II gegeben hat. — Auch hinsichtlich der Entstehung des Limbus Vieussenii sind wir in Folge der neueren Forschungen genöthigt, die Rokitansky'sche Ansicht fallen zu lassen. Dieselbe lautet, wie folgt: „Ein das ursprünglich durchbrochene häutige Septum umfassender, dickerer und fleischiger Rahmen wächst ringsum, jedoch vorwiegend in seinem vorderen Antheile und den angrenzenden oberen und unteren Partien heran und engt jenes Septum immer mehr ein. Man kann nunmehr ein fleischiges und ein von ihm umfasstes häutiges Septum unterscheiden." Dieser Auffassung widersprechen die Untersuchungen von Born und Röse gänzlich. Der dickere Theil des Septums, der den Limbus Vieussenii bildet — Rokitansky's Fleischrahmen — setzt sich aus Theilen zusammen, die an der rechten Seite (= der Hohlvenenseite) des (häutigen) S I entstehen, nicht aber „das häutige Septum umfassen". Ausserdem wird der Limbus Vieussenii nicht als Rahmen angelegt, der das sogenannte Foramen ovale einengt, sondern er wird aus verschiedenen anfangs getrennten Theilen zusammengesetzt. Zwar lässt Rokitansky das Wachsthum des Fleischrahmens so vor sich gehen, „dass derselbe von hinten her in der Richtung nach dem Lungenvenensack, von vorn und oben und unten her noch bestimmter in der Richtung nach dem Hohlvenensacke hereinwächst, so dass sich diese beiden Theile gleich Scheerenblättern gegenüber stehen". Aber dies ist nur eine scheinbare Concession an die Ansicht J. Arnold's und der älteren Autoren, denn nicht die Theile des Limbus Vieussenii (des Fleischrahmens), sondern die ganzen beiden Septen, die hauptsächlich die Vorhofsscheidewand bilden, „stehen sich gleich Scheerenblättern gegenüber". Um schliesslich das Verhalten der Valvula for. oval. (S I) zu erklären, welche bekanntlich in früheren Stadien stets nach dem linken Vorhofe hinein sieht, sagt er, dass das häutige Septum vorn und oben vermittelst seiner hier überwiegend grossen Durchlöcherungen frei ist, d. i. nicht an dem Fleischrahmen haftet und hier „in den Lungenvenensack gerathen ist, die Form einer Klappe angenommen hat". Dass aber hier in der Stellung dieses Septums kein zufälliger Befund, sondern eine nothwendige Folge der Entwickelung vorliegt, beweist die obige Darstellung der Entwickelungsgeschichte. —

Es wurde schon erwähnt, dass Rokitansky der wenige Jahre vorher ausgesprochenen Ansicht J. Arnold's entgegentrat, der die Vorhofsscheidewand aus 2 einander entgegen wachsenden Septen hervorgehen lässt, dass aber Arnold's Auffassung trotzdem bei weitem sachgemässer ist. Er findet im Anfang des 3. Monats die Vorhofsscheidewand bereits angelegt: „Es findet sich erstens an dem oberen Theile der gemeinsamen vorderen Vorhofswand eine niedrige, offenbar musculöse Falte, die nach oben hinten einen sehr kurzen, nach unten und hinten einen längeren Fortsatz aussendet." Dieser ganze Theil würde dem S II entsprechen. „Zweitens finden sich an der Mündung der unteren Hohlvene zwei zarte Kläppchen, deren rechte später zur Valvula Eustachii, deren linke zur Valvula foraminis ovalis wird. Die Gestalt der letzteren ist halbmondförmig, die concave Seite, d. h. der ausgeschnittene freie Rand, nach vorn und etwas nach links gerichtet. Der untere Schenkel der vorderen musculösen Falte läuft Anfang des 4. Monats nach hinten in 2 Fältchen aus [1]), von denen das eine an der Basis der linken Klappe ausläuft, das andere an der Basis der rechten Klappe sich verliert. In späteren Monaten nähert sich die Valv. for. oval. oder Pars membranacea septi immer mehr der ihr entgegen wachsenden vorderen musculösen Falte oder Pars carnosa septi und legt sich schliesslich links an dieselbe an, mit ihr verwachsend und so

---

[1]) Diese beiden Fältchen entsprechen annähernd der Valvula venosa dextra et sinistra der Autoren.

die Scheidewand vervollständigend." Der Annulus Vieussenii wird nach J. Arnold dadurch nach hinten zum Ringe vervollständigt, dass das untere Horn der Pars carnosa nach hinten einen Muskelzug entsendet, der sich an der Basis der Valvula for. oval. mit dem oberen Horne verbindet.

So wesentliche Fortschritte in der Erkenntniss der Entwickelung des Herzens wir dieser Arbeit J. Arnold's zu verdanken haben, haben doch in einem Punkte die neueren Untersuchungen an sehr jungen Embryonen zu einem von Arnold's Ansicht abweichenden Resultate geführt. Nach Born und Röse wird nehmlich die linke Falte an der Mündung der unteren Hohlvene nicht zur Valvula for. ovalis. Es bildet sich vielmehr die Valv. for. oval. (das S I) links von jener selbständig, und die besagte Falte am Ostium venae cav. inf. ist in frühen Stadien noch durch das Spatium intersepto-valvulare vom S I getrennt und legt sich erst später an dasselbe an. Sie hilft auch den Limbus Vieussenii bilden, der hinten nicht durch einen Ausläufer des untern Horns der Pars carnosa vervollständigt wird, sondern durch den hinteren musculösen Theil des S I.

Diese Verhältnisse, sowie die erste Entstehung des S I sind J. Arnold entgangen, weil zu ihrer Erkenntniss die Untersuchung von Embryonen sehr früher Entwickelungsstadien nothwendig war, wie sie dem pathologischen Anatomen nur selten zu Gebote stehen. Sicher ist, dass J. Arnold's Beobachtungen und Arbeiten auf diesem Gebiete vieles klargelegt haben, was nachträglich durch die neueren Arbeiten nur Bestätigung gefunden hat. Zu erwähnen ist noch, dass J. Arnold unabhängig von Lindes die Ansicht ausgesprochen hatte, dass das Septum atriorum eine hervorragende Rolle bei der Trennung des Ostium atrioventriculare commune spiele[1], was er später auch noch vergleichend-anatomisch begründet hat[2]. —

Hiermit schliesse ich die Besprechung der Entwickelungsgeschichte des Herzens ab und wende mich zu den pathologischen Befunden bei einer Anzahl von Herzen, deren Scheidewanddefecte eben durch die Entwickelungsgeschichte ihre Erklärung finden sollen.

[1] J. Arnold, Cor triloc. biatr. Dieses Archiv Bd. 42. 1868.
[2] Dieses Archiv Bd. 51. S. 266.

II.

Es wird nicht beabsichtigt, eine auch nur einigermaassen erschöpfende Darstellung derjenigen Fälle von Herzmissbildung zu geben, die sich auf entwickelungsgeschichtlichem Wege erklären lassen, vielmehr habe ich aus der mir zugänglichen Literatur eine Anzahl möglichst charakteristischer und uncomplicirter Fälle ausgewählt, die zum Belege und zur Erläuterung der hier vertretenen Ansichten dienen sollen. Viele solcher Fälle waren zu ungenau beschrieben, um Verwerthung finden zu können, bei anderen war das Bild durch pathologische Prozesse mannichfaltiger Art getrübt. Immerhin ist es gelungen, eine Anzahl von Fällen zusammenzustellen, bei welchen sich die verschiedensten Grade der Entwickelung und Ausbildung der Vorhofsscheidewand leicht erkennen lassen.

1. Fall.

Als erstes soll hier eine ebenso seltene wie interessante Form eines missbildeten Herzens besprochen werden, dessen Vorhofs- und Kammerscheidewanddefecte sich in höchst einfacher Weise als Folgen einer Entwickelungshemmung auffassen lassen.

Besagtes Herz[1]) stammt von einem Manne, der das Alter von 42 Jahren erreicht hat, C. Th. M. aus Z.; seit seiner Kindheit ist er in hohem Grade blausüchtig gewesen.

Sectionsbefund: Emphysem und Oedem der Lungen. Bronchialkatarrh. Hydrops der Pleura und des Pericards. Stauungsmilz, Stauungsleber, Stauungsnieren.

Herzbefund[2]): „Die Form des Herzens bietet im Allgemeinen nichts Besonderes, nur erscheint dasselbe an der Basis der Kammern etwas breiter, an der Herzspitze abgerundeter als gewöhnlich. Seine Maasse sind folgende:

Von der Einmündung der oberen Hohlader bis zur Herzspitze
    an der vorderen Fläche . . . . 14 cm
Vom Ursprung der Arteria pulmonalis bis zur Herzspitze . . 9,5 -
Von dem höchsten Punkt des linken Vorhofs bis zur Herzspitze an der hinteren Fläche . . . . 14 -

---

[1]) Es gehört der Sammlung des Heidelberger pathologischen Instituts an.
[2]) Bei J. Arnold (dieses Archiv Bd. 51) findet sich die ausführliche Beschreibung des Herzens, die ich auch meiner Schilderung zu Grunde lege; daselbst auch eine Würdigung der Verhältnisse intra vitam.

Von dem Sulcus atrioventricularis bis zur Herzspitze an der hinteren Fläche	9,5 cm
Breite des Herzens an der Basis der Kammern an der vorderen Fläche	11,5 -
Breite des Herzens an der Basis der Kammern an der hinteren Fläche	11 -
Breite der rechten Kammer an der vorderen Fläche, an der Basis gemessen	8,5 -
Breite der linken Kammer an der vorderen Fläche, an der Basis gemessen	3 -
Breite der rechten Kammer an der hinteren Fläche, an der Basis gemessen	5 -
Breite der linken Kammer an der hinteren Fläche, an der Basis gemessen	6 -

Was die einzelnen Abtheilungen des Herzens betrifft, so erscheint die rechte Vorkammer in ihrem Umfang weiter wie gewöhnlich. Die Ausbuchtung ist am stärksten an der rechten Hälfte der oberen und an der vorderen Wand. Das rechte Herzohr besitzt eine normale Gestalt, dagegen gleichfalls eine abnorme Weite. Die rechte Kammer weicht in ihrer Form in der Weise ab, dass ihre Basis breiter und ihr sonst scharfer Rand abgerundet ist, dass ferner ihre hintere Fläche nicht so abgeplattet erscheint, wie gewöhnlich. Die linke Vorkammer hat die normale Form und Weite, dagegen ist ihre Stellung zu dem Kammertheil des Herzens insofern eine fehlerhafte, als sie mit ihrem Längsdurchmesser von links und oben nach rechts und unten gerichtet ist. Das linke Herzohr und die linke Kammer zeigen bezüglich ihrer Formverhältnisse keine wesentliche Abweichung von der Norm.

Nach der Eröffnung der rechten Vorkammer erscheint die Musculatur der Wandung stellenweise beträchtlich dicker. Der Dickendurchmesser beträgt an den dünneren Stellen 2,5 mm, an den dickeren 7—8 mm. Ungewöhnlich dick und breit sind einzelne Züge der Musculi pectinati. Selbst die schwächeren Bündel der Kammmuskeln sind breiter und hervortretender als unter normalen Verhältnissen. Das Endocardium ist etwas dicker, was durch Dickezunahme der unter diesem befindlichen Bindegewebslage erzeugt ist." Die Valvula Eustachii (V. Eust. siehe Figur), als eine 2 mm hohe, gleichmässig starke Leiste rechts an der Mündung der Vena cava inferior beginnend, verläuft abwärts medial an der Herzvene vorbei, wo sie noch oberhalb des Ostium atrioventriculare commune endigt. Lateral und oben von der Herzvene geht eine dünne durchscheinende, zum Theil durchbrochene Valvula Thebesii (V. Theb.) von jener Leiste ab und verläuft nach unten und etwas nach aussen. — Die Mündung der grossen Herzvene ist 1 cm weit; das Lumen der unteren Hohlvene (V. C. i.) hat einen Durchmesser von 4 cm, das der oberen (V. C. s.) von 2 cm. „Der zwischen der Mündung der oberen und unteren Hohlvene im normalen Herzen sichtbare Wulst (Tuberculum Loweri) wird hier vermisst."

Die sehr unvollkommene Vorhofscheidewand besteht aus 2 Theilen, einem breiteren mehr membranösen und einem schmaleren, aber dickeren, musculösen. Der häutige Theil stellt ein halbmondförmiges Septum (Sept. I) dar, welches von dem oberen Theile der hinteren und von der oberen Vorhofswand entspringt und mit seinem freien, etwas gewulsteten, glatten Rande nach unten und etwas nach vorn sieht. Vorn theilt sich dieses Septum in 2 Schenkel, einen oberen breiten und platten und einen unteren drehrunden, die beide links von dem zweiten musculösen Theile auslaufen und sich an der vorderen Wand der linken Vorkammer inseriren; sie fassen zwischen sich eine annähernd dreieckige Oeffnung (Ost. II siehe Fig.) mit abgestumpften Ecken. Diese Oeffnung misst in ihrem senkrechten Durchmesser 2 cm, im queren 1,3 cm. Das häutige Septum selbst hat eine Breite von 2,2 cm, seine grösste Länge beträgt 5 cm, seine Dicke 1—2 mm; es besteht aus einer Duplicatur des Endocards, zwischen deren beiden Platten ausser Bindegewebe noch elastische Fasern und Muskelfaserzüge sich finden. — Der zweite dickere musculöse Theil der Vorkammerscheidewand (Spt. II) entspringt vorn oben, links von der Vena cava superior, rechts von der oben beschriebenen Oeffnung des membranösen Theiles; sein freier Rand ist nach hinten und etwas nach rechts gegen den rechten Vorkammerraum gerichtet. Seine grösste Breite beträgt 1,8 cm, er verschmälert sich aber bald nach hinten oben, wie nach unten; er hat eine Dicke von ungefähr 7 mm.

„Die Wandungen der linken Vorkammer besitzen an den dicksten gegen den Ventrikel gelegenen Stellen 4 mm, an den dünnsten oberen Partien 2 mm. Das Endocardium zeigt normale Dicke. Die Mündungen der vier Lungenvenen liegen an der gewöhnlichen Stelle; jede Mündung hat einen Durchmesser von 1,5 cm. Das linke Herzohr ist normal.

Beide Venensäcke besitzen eine gemeinsame Oeffnung, die zu den beiden Ventrikeln führt (Ostium venosum commune). Die Stellung der beiden Atrien zu diesem Ostium ist eine ungleiche. Die Höhle der rechten Vorkammer liegt nehmlich über dem Ostium venosum commune, und ihr Umfang fällt mit dem grössten Theil der Circumferenz des letzteren zusammen, so dass noch der vordere Zipfel der Valvula mitralis mit in den Bereich der Höhle des Atrium dextrum gehört; dagegen ist die Höhle des linken Atrium in schräger Richtung, von links und oben nach rechts und unten, zum Ostium venosum commune gestellt, so dass der Höhendurchmesser des ersteren, statt unter rechtem Winkel den Querdurchmesser des letzteren zu schneiden, mit diesem unter spitzem Winkel zusammentrifft. Dadurch erhalten die Klappen der Valvula mitralis eine ungewöhnliche Stellung zu dem Atrium sinistrum in der Weise, dass sie mit ihrer gegen die Höhle dieses gerichteten Fläche gleichsam ein Planum inclinatum bilden, welches nach dem rechten Ventrikel hin abfällt.

Das Ostium venosum commune hat eine querovale Gestalt und misst im queren Durchmesser 5 cm, im mittleren geraden 3 cm. Vom Umfange dieses Ostiums gehen 5zipflige Klappen aus, von denen 3 der grösseren rechten, 2 der kleineren linken Hälfte zufallen. Die ersteren entsprechen in ihrer Stellung und Form der Valvula tricuspidalis des normalen Herzens, ebenso die letzteren der Valvula mitralis. Die Sehnenscheiden sind zum Theil verdickt, sonst verhalten sie sich normal; das Gewebe sämmtlicher Klappen ist verdickt. Die Verdickung ist bald mehr flächenartig, bald mehr circumscript in Form von kleineren und grösseren Höckern. Solche finden sich namentlich an den Zipfeln der Tricuspidalis und dem vorderen Zipfel der Mitralis. Sie bestehen zum Theil nur aus Narbengewebe, enthalten aber an manchen Stellen Kalkeinsprengungen. An der Schliessungslinie sitzen auf den Klappen zarte Vegetationen. Der vordere Zipfel der Tricuspidalis ist 8 mm von seiner Insertion perforirt. Die Substanzlücke hat eine trichterförmige Gestalt, einen Durchmesser von 3 mm und wird von einem verdickten narbig retrahirten Gewebe begrenzt. Der hintere Zipfel der Mitralis und derjenige der Tricuspidalis sind mit ihren Rändern verwachsen und zwar in der Weise, dass die Vereinigungsstelle auf das rudimentäre Septum ventriculorum zu liegen kommt. An dem Annulus des Ostium venosum commune liegen unter dem Endocardium mehrere platte und vollkommen kuglige Erhabenheiten, die auf dem Durchschnitt zum Theil als käsige Heerde, zum Theil als schwielige und petrificirte Massen sich darstellen.

Die Höhle der rechten Kammer ist weiter und zerfällt wie gewöhnlich in 2 Abtheilungen, den eigentlichen Ventrikel und den Conus arteriosus, der gleichfalls weiter ist. Die Wandung der rechten Kammer hat am Conus arteriosus eine Dicke von 1 cm, die der übrigen Kammer 4—6 mm. Die Trabeculae carneae sind auffallend stärker; ebenso die Musculi papillares. Das Ostium arteriosum dextrum hat einen Durchmesser von 2,3 cm, die Arteria pulmonalis von 2,5 cm, jeder Lungenast 2 cm. In der Intima sind zahlreiche weissliche erhabene Stellen wahrzunehmen, die bald nur sehr klein sind, bald eine grössere Fläche einnehmen.

Die Höhle der linken Kammer ist etwas weiter, die Musculatur dagegen dünner, namentlich gegen die Herzspitze; an dieser misst die Wandung nur 4 mm, an der Basis des Ventrikels dagegen 11 mm. Trabeculae carneae und Musculi papillares auffallend schwächer als im normalen Herzen und in der rechten Kammer.

Die Scheidewand der beiden Kammern besteht nur in der unteren Hälfte (Sept. ventr. siehe Fig.). Sie ist an ihrem nach oben gerichteten Rand halbmondförmig ausgeschweift und läuft in einen kurzen hinteren und in einen stärkeren und längeren vorderen Schenkel aus. Der erstere reicht an der hinteren Wand nicht bis zum Ostium atrioventriculare commune; der vordere dagegen erstreckt sich herauf bis zwischen die Ostia arteriosa. Die Sehnenchorden der beiden Mitralklappen verbinden sich mit den Schenkeln des Septums. Hinter dem vorderen Septumschenkel gehen die Valvula mitralis und tricuspidalis in einander über. Der freie halbmondförmig ausgeschnittene Rand des Septum wird von einem verdickten und mit kleinen Vegetationen besetzten Endocardium überzogen. Die Höhe des Septum von der Spitze der linken Herzhöhle bis zu der Mitte des halbmondförmigen Ausschnittes gemessen beträgt 4 cm, seine grösste Dicke 1,5 cm, die grösste Breite 4 cm.

Das Ostium arteriosum sinistrum liegt nach links und vorn von dem Aortenzipfel der Mitralis. Diese von der Regel abweichende Stellung steht unverkennbar im Zusammenhang mit der schrägen Richtung der linken Hälfte des Ostium atrioventriculare commune und des linken Atrium. Der Durchmesser des Ostium arteriosum sinistrum beträgt 18 mm, der der Aorta ascendens 22 mm, der der Aorta thoracica im Anfangstheil 17 mm. Die Intima namentlich des Arcus aortae und der Aorta descendens ist ebenso verändert wie die der Arteria pulmonalis. Der Ductus arteriosus Botalli ist zu einem soliden Strang umgewandelt." — —

Es ist leicht einzusehen, dass in diesem Falle das membranöse halbmondförmige Septum des Vorhofs (siehe Abbildung Spt. I) mit Born's S I identisch ist, so dass dies gegen die immer noch sehr grosse Communicationsöffnung der beiden Vorhöfe, die das O I (Ost. I) darstellt, nur unvollkommen herabgewachsen ist. Die Oeffnung vorn in dem Septum stellt das secundär entstandene O II (früheres Foramen ovale) dar. Der zweite dicke vordere Theil der Vorhofsscheidewand (Spt. II) entspricht dem S II. Beide Theile trennen also die Vorhöfe nur unvollkommen von einander und lassen, wie gesagt, unter sich und über dem Ostium atrioventriculare commune (Ost. atr.-ventr. c., siehe Figur) eine weite Communicationsöffnung.

Da das S I also offenbar auf einer frühen Entwickelungsstufe stehen geblieben ist und das Ostium atrioventriculare commune nicht erreicht hat, so ist dieses nicht in ein rechtes und linkes Ostium geschieden worden, zumal da auch die Endocardkissen nicht zur Verwachsung mit einander gekommen sind. Ferner ist das Septum ventriculorum (Sept. ventr.) in einem früheren Stadium stehen geblieben; sein freier Rand sieht nach oben gegen das Ostium atrioventr. commune, welches nur von dem vorderen Schenkel des Septums erreicht wird. Ueber dem Septum persistirt ein ziemlich grosses Foramen interventriculare (For. int.-ventr.), welches zusammen mit dem O I (Ost. I siehe Fig.) eine sehr grosse Communicationsöffnung zwischen der rechten und linken Herzhälfte darstellt. — Hervorzuheben ist bei diesem Herzen der Umstand, dass die Ostia arteriosa und ihre Klappenapparate normale Beschaffenheit zeigen, ebenso wie die aus dem Herzen entspringenden grossen Gefässe, wenn man von der geringen Erweiterung der Pulmonalis gegenüber der Aorta absieht. Dies hat auch Arnold betont.

Wir haben hier also eine reine Hemmungsbildung vor uns, wie man sie wohl selten so schön findet. Der Fall bestätigt auf's Beste die hier vertretene Ansicht, dass dergleichen Scheidewanddefecte auf mangelhafte Entwickelung, Stillstand in frühen Entwickelungsperioden zurückgeführt werden müssen. — Es folgt nun eine Reihe von Fällen aus der Literatur, und zwar in der Anordnung, dass diejenigen Herzen, deren Vorhofssepten auf den frühesten Entwickelungsstufen stehen geblieben sind, zuerst beschrieben werden; von den unvollkommener ausgebildeten gehe ich dann zu den etwas vollkommeneren über und so fort. Der jedesmaligen Schilderung des objectiven Befundes ist eine kurze Darlegung unserer Auffassung des betreffenden Falles beigefügt.

2. Fall.

Das Herz[1]) stammt von einem im VIII. Monat der Schwangerschaft gebornen Kinde, welches mit Ascites behaftet war und nur 4 Stunden lebte.

Aeussere Gestalt des Herzens. — Die Herzspitze fehlt gänzlich, ebenso die Longitudinalfurchen. — Der Vorhofstheil ist unverhältnissmässig gross. Das linke Herzohr ragt weit nach vorn und rechts hinüber, deckt den Ursprung der Arteria pulmonalis und zum Theil auch den der Aorta. Noch stärker ist das rechte Herzohr entwickelt. Die hintere Fläche des Vorhofstheiles erscheint breit und grenzt sich gegen die entsprechende Fläche des Kammertheiles durch den scharf ausgeprägten Sulcus atrioventricularis ab. In die obere Wand, und zwar mehr links, münden die vier Pulmonalvenen. Zwischen den beiden rechten von ihnen und dem Abgange des rechten Herzohres senkt sich die Vena cava superior (dextra) in die hintere Wand ein; von ihr nach links und unten die Vena cava inferior. Ausser diesen dem normalen Herzen zukommenden Venen findet sich noch eine zweite Vena cava superior (sinistra) zwischen den linken Venae pulmonales und dem linken Herzohr. Die Herzvenen münden an der Hinterwand des Vorhofs ein. Von der Basis des Kammertheils entspringen die Arteria pulmonalis und die Aorta; erstere ist an ihrem Ursprung auffallend verengt, oberhalb der verengten Stelle ist ihre Wandung stark ausgedehnt; sie erweitert sich dann bedeutend, bildet gleichsam eine sackartige Ausbuchtung und theilt sich endlich in ihre beiden Aeste. Aus der Theilungsstelle entspringt der Ductus arteriosus Botalli; sein Durchmesser ist gleich dem der Aeste der Arteria pulmonalis. Die Aorta zeigt keine Abnormität.

---

[1]) Es ist von G. Lindes in seiner Dissertation beschrieben, die ich schon oben erwähnt habe.

Das Innere des Herzens. — Der Vorhofstheil ist eine geräumige einfache Höhle, in welcher sich nicht die geringste Spur einer Scheidewand findet. An der oberen Wand sieht man die gesonderten Mündungen der vier Lungenvenen, an der linken das Lumen der Vena cava superior sinistra und an der hinteren das der Vena cava inferior. Die Herzvenen münden mit gemeinschaftlicher Oeffnung in der hinteren Wand. Die Vena cava superior dextra grenzt sich mit ihrem vorderen Umfange scharf an der oberen Wand ab, indem diese eine gegen die Mündung der Vene vorspringende Falte bildet, welche sich auch, allmählich niedriger werdend, auf die hintere Wand fortsetzt; der hintere Umfang geht ohne scharfe Grenze in die hintere Wand des Vorhofstheiles über. Ein ähnliches Verhalten zeigt sich an der gemeinsamen Mündung der Herzvenen: die Falte erhebt sich von unten und links. — Der Kammertheil ist durch einen Schnitt derartig in 2 Hälften zerlegt, dass die eine der vorderen und die andere der hinteren Wand entspricht; sie gleichen 2 flachen Schüsseln von beinahe kreisförmigem Umfange. Von einem Septum ventriculorum ist an keiner der Wände eine Spur zu bemerken. Der kleinste Durchmesser der Ventrikelhöhle ist von vorn nach hinten; sie communicirt mit der Vorhofshöhle durch ein einfaches Ostium atrioventriculare, dessen Umfang nur wenig dem Sulcus circularis nachsteht und durch eine Klappe mit 4 Zipfeln, einem vorderen, einem hinteren und zwei seitlichen, begrenzt wird. Nach vorn und links vom Ostium atrioventriculare befindet sich der Ursprung der Aorta; vorn und rechts von demselben liegt der Conus arteriosus, welcher sich vor seiner Verbindung mit der Arteria pulmonalis so stark verengt, dass man nur eine feine Sonde vom Conus in die Arteria pulmonalis einführen kann. Der Ductus arteriosus Botalli ist offen.

Wir haben hier ein Herz, dessen Entwickelung schon in sehr frühen Stadien gestört sein muss, da sich weder Ventrikel-, noch Vorhofsscheidewand auch nur angelegt finden. Interessant ist ferner, dass sich der linke Ductus Cuvieri (= Vena cav. sup. sinistra) erhalten hat; ferner sind Andeutungen der Valvulae venosae vorhanden, rechterseits vorn an der Mündung der Vena cava sup. dextr., linkerseits unten am linken Umfange der Herzvenenmündung. Am Ostium atrioventriculare, welches natürlich ein „einfaches" ist, sind 4 Klappenzipfel, von denen der vordere und hintere aus den Endocardkissen, die beiden seitlichen aus der Kammerwand hervorgegangen sind.

Der Fall liegt insofern anders als der vorige, als wir hier ausser den Hemmungsbildungen noch eine Stenose der Arteria pulmonalis[1]) vor uns haben, während dort sich die Scheidewanddefecte ohne jede weitere Complication zeigten.

[1]) H. Meyer, Ueber angeborne Enge oder Verschluss der Lungenarterienbahn. Dieses Archiv Bd. 12. 1857.

3. Fall.

F. B., 55 Jahre alter Pfründner, im April 1833 gestorben.

Sectionsbefund: Rostbraune Pseudomembran auf der Innenfläche der Dura mater, substernaler Kropf, Lugentuberkel mit Cavernen, Magennarbe.

Herzbefund[1]): Im Herzbeutel etwa 90 g Serum. Das Herz um die Hälfte grösser, rundlich, am linken Ventrikel und am Hohlvenensacke mit je einem Sehnenflecke besetzt. Der rechte Ventrikel und zwar besonders dessen Conus arteriosus sehr weit. Beide Ventrikel von gleicher Dicke.

Im Innern des Herzens findet sich im Vorhofstheil oben und hinten eine 6 mm breite, fleischig-häutige Leiste als einzige Andeutung einer Vorhofsscheidewand. Unter und vor derselben communiciren die beiden Atrien durch eine 28 mm Durchmesser haltende Lücke, welche von unten her durch ein niedriges Septum ventriculorum begrenzt wird, dessen vorderer Schenkel bis zur Atrioventriculargrenze hinaufreicht. Der Aortenzipfel der Bicuspidalis ist seicht gespalten, wobei sein vorderer Theil mit der Pars membranacea septi ventr. und dem vorderen Zipfel der Tricuspidalis zusammenfliesst und den Zugang zur Aorta von hinten deckt, sein hinterer Theil sich mit dem inneren Zipfel der Tricuspidalis über dem Septum ventriculorum verbindet. — Die Bicuspidalis ist am freien Rande, die Tricuspidalis längs ihrer Insertion, ferner das Endocard des Hohlvenensackes stellenweise sehnig verdickt. — Die Lungenarterie noch einmal so weit, als die Aorta; letztere in der inneren Gefässhaut verdickt und uneben. Der Duct. arteriosus verödet.

Das Septum primum ist bei diesem Herzen an der oberen hinteren Vorhofswand nur erst als schmale, fleischig-häutige Leiste angelegt, das O I noch sehr gross, ein S II fehlt. Das Septum ventriculorum ist, abgesehen von seinem hinteren Schenkel, ziemlich vollständig. Da das S I früh in seinem Wachsthum gehemmt worden ist und die Atrioventricularlippen nicht erreicht hat, sind diese offenbar gar nicht, oder nur unvollkommen mit einander verwachsen. Die linken Höcker der Endocardkissen (Atrioventricularlippen), aus welchen nach ihrer Verwachsung der innere Zipfel der Bicuspidalis beim normalen Herzen hervorgeht, sind hier offenbar getrennt geblieben; die Folge davon ist die Spaltung dieses Zipfels in einen vorderen und einen hinteren Theil. Aus dem vorderen Endocardkissen haben sich der vordere Theil des Aortenzipfels der Bicuspidalis und der vordere Zipfel der Tricuspidalis gebildet; aus dem hin-

---

[1]) Diesen Fall, wie eine Anzahl der folgenden, habe ich Rokitansky's Arbeit (a. a. O. S. 35) entlehnt.

teren Endocardkissen der hintere Theil des Aortenzipfels und der innere Zipfel der Tricuspidalis.

4. Fall.

Ein auf der II. Gebärklinik in Wien im Jahre 1843 todt geborner, am 17. April secirter Knabe [1]).

Sectionsbefund: Körper gross, 9½ Pfund schwer, wassersüchtig, dunkelviolett gefärbt, im Gesicht und an den Schultern von Epidermis entblösst.

Die weichen Schädeldecken ecchymosirt, Fontanellen und Interstitialmembranen gross, innere Hirnhäute von röthlichem Serum infiltrirt, in den Hirnhöhlen etwa 4 g Serum.

In jedem Brustraum etwa 6 g Serum, beide Lungen blass, dicht.

Leber gross, blutreich. — Milz derb, braunroth. — Nieren blass.

Herzbefund: Im Herzbeutel etwa 6 g Serum. Das Herz klein, 28 mm lang, mit überwiegendem, besonders im Conus arteriosus sehr dickwandigen rechten Ventrikel und ebenso überwiegendem Hohlvenensacke.

Im Inneren des Herzens findet sich an der oberen Wand des Vorhofstheiles eine zarte, sichelförmige, mehrfach durchbrochene Membran von 5 mm Breite, die hinten medial vom Ostium venae cavae inferioris verläuft und mit ihrem freien dickeren Rande nach unten eine grosse Communicationsöffnung der beiden Vorhöfe begrenzt. Von unten wird diese Oeffnung durch ein 10 mm hohes Septum ventriculorum eingefasst, dessen vorderer Schenkel als 6 mm hohe Leiste oben zwischen die beiden arteriellen Ostien eintritt. Die Pars membranacea septi fehlt. — Der Aortenzipfel der Bicuspidalis ist gespalten, wobei seine vordere Hälfte mit dem vorderen Zipfel der Tricuspidalis, die hintere mit deren innerem Zipfel zusammenfliesst. Das vordere der so entstandenen beiden Segel deckt den Conus und das Ostium aortae von hinten. — Die Aorta ist mit einem dünnen Isthmus in den Bogen der Arteria pulmonalis eingesenkt, letztere ist weit.

Der Fall hat grosse Aehnlichkeit mit dem vorigen, nur ist hier das S I mehrfach durchbrochen, wofür zwei Erklärungen möglich sind. Entweder diese Löcher sind die Folge einer theilweisen Zerstörung durch pathologische Prozesse, wofür kaum Anhaltspunkte sich finden lassen; oder, wofür wir uns entscheiden möchten, die Wachsthumsenergie des Septums war so gering, dass es mit den sich ausdehnenden Vorhofswänden, an denen es inserirte, im Wachsen nicht Schritt halten konnte. Die Folge davon war, dass durch die mechanische Zerrung an seiner Peripherie im mittleren Theil zuerst dünnere Stellen,

---

[1]) Bei Rokitansky, a. a. O. S. 3 (No. 2303).

schliesslich aber Löcher auftraten. — Die Aorta descendens setzt sich hier aus dem 6. linken Arterienbogen (dem Stamme der Arteria pulmonalis und dem stark erweiterten Ductus art. Botalli) fort, in welchen der 4. Arterienbogen (Arcus aortae) mit engem Isthmus einmündet.

5. Fall.

Neugeborner Knabe, starb gleich nach der Geburt[1]).

Sectionsbefund: Das Zwerchfell ist im linken hinteren Theile defect. Die rechte Lunge besteht nur aus 2 Lappen u. s. w.

Herzbefund: Das Herz ist klein; der die beiden Hohlvenen aufnehmende rechte Vorhofstheil ist unverhältnissmässig grösser, als der nur von den Lungenvenen gespeiste linke. Es bestehen nur 2 Lungenvenen. Die weite Lungenarterie (8 mm) setzt sich nach Abgabe zweier dünner Lungenäste durch den weiten Ductus Botalli in die Aorta fort. Links hinter der Lungenarterie entspringt die hier nur 2 mm weite Aorta. Das Septum aorticum ist vollständig.

Vom Vorhofsseptum ist nur an der vorderen Wand ein 4 mm breites, mit einer halblinsengrossen Lücke versehenes Membranstück vorhanden, das sich an der oberen Vorhofswand verliert. — Das einfache Ostium atrioventriculare besitzt eine Klappe mit 3 Zipfeln, einem vorderen und zwei seitlichen. — Vom Septum ventriculorum keine Spur vorhanden.

Hier besteht also ein S I, ein sehr kleines O II in demselben und ein sehr grosses O I unter und hinter jenem Septum. Ein S II fehlt vollständig; das Ostium atrioventriculare ist einfach. Auch hier setzt sich die Aorta descendens aus dem 6. Arterienbogen fort; ausserdem bestehen nur 2 Lungenvenen, ebenfalls Folge einer Entwickelungshemmung.

Bemerkenswerth ist, dass sich in diesem Falle auch an anderen Organen Missbildungen zeigten.

6. Fall.

Rudimentäres Herz bei einem 14 Tage alt gewordenen Kinde[2]).

Nach Entfernung des Sternum erschienen die Lungen blass, wenig bluthaltig, in den Thoraxraum zurückgesunken, so dass der Pericardialsack völlig

---

[1]) Diesen und einige der folgenden Fälle verdanke ich der Arbeit von H. Preisz, Beiträge zur Lehre von den angebornen Herzanomalien. Ziegler's Beiträge z. path. Anat. VII. 3. 1890.

[2]) Fall von Jacoby, Berl. klin. Wochenschr. 1884. No. 20.

unbedeckt dalag. Nachdem er eröffnet war, zeigte sich das normal grosse Herz in der Weise gelagert, dass seine Spitze vollständig nach rechts sah. Auf seinem pericardialen Ueberzuge punktförmige Petechien. Von seiner Basis stieg, völlig unbedeckt vom Herzohr oder von der Arteria pulmonalis die Aorta gerade nach oben, um erst nach 5 cm Länge in den Arcus aortae überzugehen. Die Arteria pulmonalis erschien erst, nachdem der Ductus Botalli frei präparirt war, hinten und links von der Aorta. Die beiden Venae cavae mündeten in normaler Weise in den Vorhof. Bei seiner Eröffnung zeigte sich, dass als einzige Andeutung einer Scheidewand ein Trabeculum carneum von etwa 2 mm Dicke strangartig durch den Raum gespannt war. Das sehr geräumige Atrium besass 2 Herzohren. Aus ihm führte eine weite Oeffnung, welche nur eine Klappe mit einem grösseren und einem kleineren Zipfel besass, in den Ventrikel; dieser war verhältnissmässig weit und völlig ungetheilt, man gelangte aus ihm in die Aorta. Die Arteria pulmonalis endete diesseits des Ductus Botalli dicht an der Herzbasis in einem etwa 2 cm langen Blindsacke; von einem Klappenapparate war in ihr natürlich keine Andeutung sichtbar. Der Ductus Botalli war verhältnissmässig weit, etwa 2½ cm. Nahe über ihm theilte sich die Arteria pulmonalis in ihre beiden Aeste. Die Einmündung der beiden Venae pulmonales in das Herz fand in normaler Weise statt.

Den 2 mm dicken Strang, der durch den Vorhofsraum gespannt ist, deuten wir als rudimentäres S I, welches unter sich das O I, über sich das O II hat. Diese Form eines Bandes zeigt das S I am ausgeprägtesten (bei Kaninchenembryonen) am 13. Tage bei 4,2 mm Kopflänge. — S II und Septum ventricul. fehlen. Das Ostium atrioventr. commune hat nur 2 Klappen. — Bei dem Fehlen des Ostium arteriosum pulmonale musste das Blut durch die Aorta und den Ductus Botalli in den Blindsack und die Aeste der Pulmonalis gelangen. Auch hier bestanden nur 2 Pulmonalvenen.

7. Fall.

Kind von 10 Tagen[1]).

Alle inneren Organe in normalem Zustande, ausgenommen das Herz. An diesem ist von aussen nur ein Vorhof zu bemerken, in welchen die Pulmonalvenen und die Hohlvenen in gewöhnlicher Richtung einmünden. Die Pulmonalarterie fehlt. Das Herz besitzt nur einen Ventrikel, der vom Vorhof durch sehnige Klappen getrennt ist; aus ihm entspringt die Aorta. Sie entsendet eine Arterie, der Lage nach dem Ductus art. Botalli ent-

---

[1]) Der Fall ist von Standert beschrieben. Philosophical transactions of the royal society of London. 1805. Part II.

sprechend, welche sich in 2 Zweige theilt und die beiden Lungen versorgt. Weder diese beiden als Lungenarterien fungirenden Gefässe, noch die vier Lungenvenen erreichen dem Querschnitte nach die Hälfte ihres gewöhnlichen Maasses. Im Vorhofsraum zeigt sich an Stelle des Vorhofseptums nur ein schmales musculöses Band, welches über das Ostium atrioventriculare commune hinziehend dasselbe kreuzt.

Die Erläuterung dieses Befundes ergiebt sich aus der Besprechung des vorigen.

8. Fall.

J. K., 5 Tage alter Knabe[1]).

Bei der Section fand sich Bronchialkatarrh mit Atelektasen; 5—6 fach verdicktes S romanum und ein blos für eine Borste durchgängiger Anus.

Das Herz lässt äusserlich nichts Regelwidriges erkennen. — Im Innern sieht man zunächst, dass das Vorhofseptum aus einem dicken, aber niederen Fleischwulste an der vorderen Wand besteht, zu dessen linker Fläche vom linken Umfange der unteren Hohlvenenmündung eine dünne, nach vorn zu sich fächerförmig verschmälernde Membran zieht; es bleibt somit oben eine rundliche Lücke von 5 mm Durchmesser. Nach unten sieht die Membran mit freiem concavem Rande.

Das Ostium atrioventriculare ist „einfach" und besitzt einen vorderen und hinteren zusammengesetzten und zwei laterale einfache Klappenzipfel. Das vordere zusammengesetzte Segel geht über das defecte Kammerseptum, ohne mit dessen oberem Rande zu verwachsen, aus einem Ventrikel in den anderen. „Sein mittlerer Theil setzt sich nach aufwärts in der hinteren Aortenwand fort, nach rechts und vorne sendet er ein dreiwinkliges, mit seinem freien Rande nach vorn sehendes, hinauf zwischen die hintere und rechte Semilunarklappe der Aorta reichendes Plättchen, offenbar die Pars membranacea septi. (H. Preisz.)" Das hintere zusammengesetzte Klappensegel ist mit dem defecten Kammerseptumrande seiner ganzen Höhe nach verwachsen.

Das Septum ventriculorum ist in seinem oberen Theile defect. Sein vorderer Schenkel scheint sich oben direct nach rechts und vorn in den zwischen und unter den arteriösen Ostien liegenden queren Muskelbalken fortzusetzen.

Die Lungenarterie besitzt nur 2 Semilunarklappen, eine linke hintere und eine rechte vordere.

Dieses Herz lässt eine bedeutend höhere Stufe der Entwickelung erkennen, als die vorhergehenden. Der dicke niedere Fleischwulst an der vorderen Vorhofswand ist die Anlage des Septum secundum; die fächerförmige Membran, welche sich an

---

[1]) 4. Fall von H. Preisz, a. a. O. S. 256.

die linke Seite jenes Wulstes begiebt und vom linken Umfange des Ostium venae cavae inf. ihren Ursprung nimmt, stellt das S I dar, welches mit seinem concaven unteren Rande das O I begrenzt und oben von einem kleinen rundlichen O II durchbrochen ist. Das Septum ventriculorum ist nur unvollkommen nach oben gewachsen. Das hier vorhandene Ostium atrioventriculare commune zeigt 4 Klappenzipfel, einen vorderen, einen hinteren und zwei seitliche. Von Interesse ist, dass ausserdem die Semilunarklappen der Lungenarterie anomal gebildet sind. — Endlich zeigt der Anus des Kindes eine Anomalie derart, dass er nur für eine Borste durchgängig ist. Die Erweiterung des S romanum ist wahrscheinlich eine secundäre Erscheinung.

9. Fall.

B. E., 3 Monate altes Mädchen mit linksseitiger Cheilognathopalato-schisis [1]).

Herzbefund: Aeussere Form des Herzens. Herzspitze verbreitert. Die rechte Herzhälfte übertrifft an Grösse die linke beträchtlich. Ebenso ist der Vorhofstheil relativ kleiner und deutlich zurückgeblieben gegen den Ventrikeltheil und bedeckt links die ganze Basalhälfte des Ventrikeltheils, rechts nur den hinteren Quadranten. Der ganze Vorhofstheil gleicht einem Halbmond, dessen Concavität nach vorn gegen die arteriellen Gefässe gerichtet ist: die Spitzen der Mondsichel sind die Herzohren, deren linkes eine halsartige Einschnürung an der Grenze gegen die Vorkammer zeigt. Aeusserlich ist die Sonderung des ganzen Vorhofstheiles in einen rechten und einen linken Vorhof dadurch angedeutet, dass eine Furche zwischen rechter Lungenvene und oberer Hohlvene beginnend an der hinteren und an der vorderen Vorhofswand herabzieht. Sie entspricht der Anheftung des Septum atriorum. — Auch der Ventrikeltheil ist äusserlich durch einen Sulcus interventricularis anterior und posterior in 2 Theile gesondert. — Rechts vom Sulcus interventr. anterior entspringt die Arteria pulmonalis, die, im Anfangstheile sackförmig erweitert, sich von da ab bis zur Theilungsstelle in ihre beiden Aeste allmählich verengt. Rechts hinter derselben entspringt breit

---

[1]) Diesen Fall verdanke ich einer Arbeit von Stadler „über eine seltene Missbildung des Herzens"; erschienen als Separatabdruck aus den Verhandlungen der physik.-med. Gesellsch. zu Würzburg. N. F. Bd. 24. No. 4. Würzburg 1890. — Daselbst findet sich eine sehr ausführliche Beschreibung des Herzens, aus welcher ich hier nur einen Auszug mittheilen kann. Bei der Erklärung dieser Missbildung hat Verf. zum Theil schon die neueren entwickelungsgeschichtlichen Arbeiten berücksichtigt, vor Allem Born's umfassende Arbeit und Röse's Dissertation.

auf der Mitte der rechten Basalhälfte die Aorta; sie ist 3mal grösser als die Pulmonalarterie und hat einen Durchmesser von etwa 9 mm. Vom Ductus Botalli findet sich keine Spur.

Das Herzinnere. Die Vorhofscheidewand besteht aus einer an die obere und vordere Vorhofswand angehefteten fleischigen Sichel und einem annähernd vierseitigen, häutigen Blatte, welches den grösseren Theil der Scheidewand ausmacht. Dieses haftet an der hinteren und an der oberen Vorhofswand, ist vorn mit seinem concaven Rande nur zum Theile mit der linken Seite der fleischigen Sichel verwachsen und lässt daher an dieser Stelle einen Spalt, durch welchen die Atrien mit einander communiciren. Der untere, ebenfalls concave Rand des häutigen Blattes sieht gegen das Ostium atrioventriculare commune und reicht hinten tiefer herab als vorn.

In den rechten Vorhof mündet dicht am rechten Rande der Fleischsichel die obere Hohlvene ein; der linke Umfassungsrand der unteren Hohlvene stösst an das häutige Blatt der Scheidewand; unter dieser Vene münden die Herzvenen in die vordere Vorhofswand, vom Sinus coronarius oder einer Valvula Thebesii ist nichts zu finden. „Rechts von der Mündung der oberen Hohlvene, also von der oberen Wand beginnend, zieht sich an der Hinterwand eine bogenförmige Leiste gegen die rechte und untere Umrandung der unteren Hohlvene hinab, wo sie sich verliert. Sie grenzt das glatte Mündungsgebiet der Hohlvenen vom rechten Herzohr ab." „Neben dem rechten Umfassungsrande der Cava inferior springt an der Innenfläche der hinteren Vorhofswand eine kleine Falte vor, welche nach links und unten zum unteren hinteren Ende der Scheidewand hinabzieht. Dies wäre eine Andeutung der Valvula Eustachii." Der linke Vorhof nimmt die Pulmonalvenen auf, deren nur 2 vorhanden sind; das obere Wandstückchen zwischen beiden ist glatt.

Die rein musculöse Kammerscheidewand, deren Ansatzlinie dem Sulcus interventricularis anterior und posterior entspricht, reicht nur vorn bis zur Basis des Ventrikelkegels, endigt hinten aber unterhalb des Sulcus atrioventricularis; der concave obere Rand dieses Septum ventriculorum sieht nach oben und hinten; da das ganze Septum nach der linken Kammer zu convex ist, würde ein Querdurchschnitt durch dieselbe ein halbmondförmiges Lumen zeigen. Das Lumen des rechten Ventrikels ist dagegen eiförmig und bedeutend grösser als jenes.

Der linke Ventrikel hat kein abführendes Gefäss; die Dicke seiner Aussenwand beträgt etwa 5 mm. — Die Wand des rechten Ventrikels hat eine Dicke bis zu 10 mm. Das erweiterte Aortenostium findet sich in der Mitte der Basis des rechten Ventrikels. Der Zugang zur Pulmonalarterie befindet sich im vorderen Ventrikelraum, unter dem von der Aussenwand gebildeten vorderen Basalraum, welcher eine Umbiegung dieser Wand nach hinten darstellt. Mit Hülfe des vorderen höheren Theiles des Septum interventriculare, welches nach vorn und rechts gewendet einen Wulst bildet, wird ein kurzer, röhrenförmiger Raum umschlossen, der den Conus der Pulmonalarterie darstellt. Dieser Conus pulmonalis ist eben durch diesen vorderen Septumtheil vom Gebiete des Ostium interventriculare, sowie des Aortenursprungs getrennt. An der Pulmonalarterie finden sich nur 2 Semilunarklappen; dieselbe steigt schräg nach links und oben auf. Am Ostium atrioventriculare finden sich 3 Klappensegel; das vordere grösste, welches durch Verschmelzung des (medialen) vorderen Mitralzipfels mit dem vorderen Zipfel der Tricuspidalis gebildet wird, liegt nur lose auf der Kante des Septum interventriculare. Der (laterale) hintere, tiefer liegende Zipfel der Mitralis ist mit dem medialen Tricuspidalzipfelchen verwachsen. Das dritte hintere obere Klappensegel entspricht dem hinteren Tricuspidalzipfel.

Das Herz erinnert in verschiedenen Punkten an embryonale Zustände. Die Aufrichtung der Vorhöfe ist rechterseits unvollendet geblieben. Die Vorhofsscheidewand ist ebenfalls unvollkommen entwickelt; zwar hat das S I eine beträchtliche Ausdehnung erlangt und das unter ihm gelegene O I bedeutend eingeengt; aber es hat das Ostium atrioventriculare commune noch nicht erreicht. Am vorderen concaven Rande des S I befindet sich das O II, welches durch die fleischige Sichel — das S II — fast ganz verdeckt wird, so dass daselbst nur eine spaltförmige Communicationsöffnung zwischen den Atrien bleibt. Die rechts von der oberen Hohlvene herabziehende Leiste ist ein Rest der Valvula venosa dextra; während wir in der Falte, die rechts von der Cava inf. zum unteren hinteren Ende der Scheidewand zieht, die zwischen der Cava inferior und der Herzvene im Embryonalleben sich entwickelnde horizontale Querfalte erkennen. Die Entstehung der 3 Segelklappen am Ostium atrioventriculare ist so zu erklären, dass das vordere aus dem vorderen Endocardkissen, das linke hintere aus dem hinteren Endocardkissen und der lateralen Wand sich bildet; das rechte hintere geht ebenfalls aus der Kammerwand hervor. Ueber dem unvollständigen Septum ventriculorum ist ein Ostium interventriculare. Auch hier zeigen sich noch andere Bildungsfehler: es bestehen nur 2 Pulmonalvenen; die Art. pulmonalis hat nur 2 Semilunarklappen; die Pulmonalis selbst ist sehr eng. Ausserdem litt das Kind an einem linksseitigen Wolfsrachen.

10. Fall.

R. H., 23 Jahre alt, Tagelöhnerin, am 1. Juni 1870 an Typhus abdominalis gestorben[1]).

[1]) Bei Rokitansky, a. a. O. S. 37 (No. 3158).

Herzbefund. — Im Herzbeutel einige Tropfen Serum. — Das Herz 95 mm lang, 90 mm breit; der linke Ventrikel etwas erweitert; die Aorta asc. von 18 mm Durchmesser, die Lungenarterie von 25 mm.

Im Innern des Vorhofs sieht man eine von hinten und oben herabkommende fleischige, sichelförmige Leiste von 17 mm Höhe (an Stelle der Scheidewand), welche eine 20 mm lange und 12 mm hohe Fossa ovalis einschliesst. Nächst dem freien Rande haftet auf Seite des Lungenvenensackes ein schmaler häutiger Saum an der Leiste. Nach unten begrenzt sie eine 28 mm breite, 18 mm hohe Lücke, die unten durch den concaven Rand eines niedrigen Septum ventriculorum abgeschlossen wird. — Der Aortenzipfel der Bicuspidalis ist bis an den oberen Rand des Septum ventriculorum hinauf gespalten, die Ränder der Spalte etwas gerundet, gewulstet, ohne Sehnen. Die vordere Hälfte des Zipfels, nach vorn gerückt und den Zugang zur Aorta von hinten her deckend, stösst mit der Pars membranacea septi und dem vorderen Zipfel der Tricuspidalis zusammen, die hintere Hälfte mit dem inneren Zipfel derselben. Beide Hälften des Aortenzipfels sind von unten her aufgebläht und der Commissurenstrang in Form zweier rundlicher Taschen nach dem rechten Ventrikel gedrängt.

Die fleischige, sichelförmige Leiste von 17 mm Höhe innen an der oberen und hinteren Vorhofswand ist offenbar zusammengesetzt; einmal aus dem S I, welches noch nicht ganz herabgewachsen ist, in Folge wovon die Endocardkissen nicht mit einander verwachsen und daher auch der Aortenzipfel der Bicuspidalis gespalten sind; zweitens aus dem S II, das hier mit Hülfe seiner beiden Hörner (Schenkel) und der Valvula venosa sinistra einen vollständigen Limbus Vieussenii gebildet hat. Der mehr musculöse Theil lässt das häutige S I nicht sehr hervortreten, welches nur am Boden der Fossa ovalis, sowie am unteren freien Rande der Leiste als schmaler häutiger Saum auf der Lungenvenenseite sichtbar wird. Das Septum ventriculorum ist ebenfalls nicht vollständig ausgebildet.

11. Fall.

J. M., 20 Jahre alt, Infanteriegemeiner[1]).

In den Lungenspitzen viele Tuberkelknoten angehäuft; einzeln stehende spärliche Tuberkelknoten in den übrigen Lungenpartien. Ausserdem Oedem beider Lungen. Bronchialdrüsen käsig infiltrirt. — Tuberculose des Bauch-

---

[1]) Dieser Fall stammt aus der Arbeit von Wallmann, Ueber das Offenbleiben des For. ovale cordis bei Erwachsenen. Prager Vierteljahrsschr. 1859. II.

fells mit serös-eitrigem Exsudate. — Leber fettig degenerirt. Milzpulpa von einzelnen Tuberkelknoten durchsetzt. — Das Herz etwas vergrössert. Im Septum atriorum ist eine 2 cm grosse, rundliche Oeffnung, mit leicht verdickten glatten Rändern. Unten wird sie von den medialen Segelklappen der Mitralis und Tricuspidalis begrenzt, die dort in einander übergehen. Ausserdem treten unterhalb dieser Oeffnung von den freien benachbarten Rändern der Mitralklappen mehrere sehnige Bündel zu einem Papillarmuskel an der hinteren Wand und bilden eine accessorische Klappe, so dass diese Mitralklappe eine unvollkommene Tricuspidalklappe darstellt. Das Foramen ovale ist vollkommen geschlossen, die Fossa ovalis sehr klein; der Isthmus Vieussenii sehr verflacht. Ferner fand sich Hypertrophie des linken Herzens: das rechte Herz nicht pathologisch verändert. — Ductus Botalli geschlossen. Die grossen Gefässe nicht verändert.

Der Fall lässt dieselbe Erklärung zu, wie der vorige.

12. Fall.

Marie H.[1]), 27 Jahre alt, aus Gelterkinden.

Körper klein und mager, Hautdecken cyanotisch, die Nagelglieder an Händen und Füssen kolbig aufgetrieben. Um die Knöchel mässige Oedeme, an der Theilung der Trachea hühnereigrosses Packet käsiger Lymphdrüsen. Lungen und Baucheingeweide nichts Abnormes. Hirnsection wurde nicht gemacht.

Aeussere Form des Herzens. Herz platt, in die Breite ausgedehnt. Sulcus longitudinalis anterior deutlich. Links vom Sulcus ist die Herzwand beträchtlich musculöser als rechts. Rechts vom Sulcus im rechten oberen Winkel der Ventrikelabtheilung erhebt sich ein etwa wallnussgrosser Buckel, herrührend von dem später zu beschreibenden Conus-Ventrikel. Aus diesem unmittelbar an der rechten Herzkante gerade nach oben steigenden Conus entspringt mit weiter Mündung die Aorta. Links hinter der Aorta entspringt die dünnwandige, engere Pulmonalis. Der Ductus Botalli ist durchgängig. — An der Hinterseite besitzt das Kammerherz mehrere Längsfurchen, so dass hier die Unterscheidung von rechter und linker Kammerhälfte weniger deutlich ist als vorn.

Inneres des Herzens: Im Ventrikelraum findet sich keine Spur eines Septum ventriculorum. Er besitzt an seiner Basis 3 verschiedene Ostien: 1) ganz links das Ostium atrioventr. sinistrum, 2) daneben rechts und vorn das etwas verengte Ostium arteriae pulmonalis, 3) dicht daneben nach rechts vorn und unten eine Lücke, welche in den ventrikelähnlichen Conus aorticus führt, das mittelbare Ostium aortae. — Es fehlt also ein Ostium atrioventriculare dextrum.

[1]) Dieser Fall stammt aus der Dissertation von G. Gelpke, Seltner Fall von angebornem Herzfehler. Inaug.-Diss. Basel 1883.

Das Ostium atrioventriculare sinistrum ist für 3 Finger durchgängig und besitzt einen kleineren hinteren und einen sehr grossen rechts und vorn stehenden Klappenzipfel. Das oben erwähnte mittelbare Ostium aortae ist eine von glatten fleischigen Rändern begrenzte Lücke, welche ein den Conus aorticus vom Ventrikelraum abgrenzendes fleischiges Septum durchbohrt.

Die Vorhöfe sind abnorm geräumig, nur durch eine niedere Leiste von einander geschieden. Dieses Septumrudiment erhebt sich als eine etwa 6 mm hohe, fleischige Leiste am Boden des Vorhofherzens, an der hinteren Wand aufwärts steigend bis in die Höhe der Cava inferior. Das ganze übrige Septum atriorum fehlt. — Ein Ostium atrioventriculare hat nur der Lungenvenensack. Das Ostium atrioventriculare dextrum fehlt; an seiner Stelle findet sich an der Vorhofsseite nur ein flaches, mit Endocard ausgekleidetes Grübchen, an der Ventrikelseite finden sich Reste des Muskelapparates der verödeten Klappe in Form rudimentärer Sehnenfäden am Abgange der Pulmonalis. — Die in den Vorhofstheil einmündenden Lungen- und Körpervenen sind normal. — Valvulae Eustachii und Thebesii fehlen.

Die 6 mm hohe fleischige Leiste am Boden des Vorhofsherzens ist das herabgewachsene S I, welches somit das O I zum Verschluss gebracht hat, dagegen mit seinem oberen Rande ein sehr grosses O II begrenzt. S II und Septum ventricul. fehlen gänzlich. — Auch sonst zeigt das Herz mannichfache Anomalien.

13. Fall.

F. H., 33 Jahre alt, Lehrerin[1]).

„Die Section zeigte an den Lungen ausser den anatomischen Zeichen chronischer Bronchitis noch die der braunen Induration und Hypertrophie. Auch die grossen parenchymatösen Unterleibsorgane zeigten die Veränderungen chronisch indurativer Zustände. — Hydrothorax, Hydropericard, Hydrops ascites."

Das Herz ist gross, 157 mm lang, 94 mm breit. Vorhöfe und rechte Kammer vergrössert und erweitert, linker Ventrikel sehr klein. — Das linke Ostium atrioventriculare zeigt die Form eines halbmondförmigen Schlitzes, bedeutende Stenosenbildung. Beide Segelklappen verdickt, das vordere ausserdem sehr verkürzt; der freie Rand und der Basaltheil des hinteren, wenig verkürzten Segels sind durch Verkalkungen sehr dick und rigid. — Die Segelklappen der Tricuspidalis sind verlängert, die Chordae schlank, die Papillarmuskeln schmal und gestreckt. Die Mündung des Ostium atrioventriculare dextrum hat einen Durchmesser von 65 mm.

Von der Vorhofsscheidewand ist nur ein niedriger, halbmondförmiger Fleischwulst vorhanden, der in Form einer vorspringenden Kante von der

---

[1]) Fall von R. Maier, Zur Casuistik der Herzfehler. Berichte über d. Verhandl. der nat. Ges. in Freiburg. Bd. IV. Freiburg i. Br. 1867.

vorderen Vorhofswand ausgeht, mit der Concavität nach hinten gerichtet. Der obere Schenkel des Halbmondes verliert sich allmählich in die obere Wand; der untere dagegen verbreitert sich im Verlaufe gegen die hintere Wand und ändert so seine Kante in die Gestalt eines Dreiecks, mit der Basis gegen die hintere Wand, an die dasselbe sich ansetzt. An dieser Ansatzstelle und über ihr ist die Einmündungsstelle der Vena cava inf.; diese Vene wird also zu beiden Seiten von den nach hinten auslaufenden Schenkeln des Dreiecks begrenzt. An jedem dieser beiden Schenkel findet sich ein häutiger, segelartiger Anhang, rechts ungleich stärker als links. Das Segel rechts entspringt vorn noch vor der Mitte der Concavität des Fleischwulstes der vorderen Wand, besetzt die rechte Kante des Wulstes und läuft mit dem rechten Schenkel des Dreiecks zur rechten Peripherie der Hohlvenenmündung; es ist eine durchsichtige, mehrfach gefensterte Haut. Unmittelbar unter ihr ist die mit einer mangelhaften Valvula Thebesii versehene Mündung der Vena magna cordis. — Die linke Kante des Dreiecks ist mit einem sehr schmalen, halbmondförmigen Segel besäumt, das an seiner breitesten Stelle etwa 1 mm breit ist und von der linken Seite des Fleischwulstes gegen die linke Seite der Hohlvenenmündung hinläuft.

Trotzdem hier an der Mitralis pathologische Prozesse mit starker Stenosenbildung stattgehabt haben, in deren Gefolge Dilatation des linken Vorhofs und auch des ganzen rechten Herzens aufgetreten ist, besteht doch wohl die Berechtigung, die sehr unvollkommenen Theile der Vorhofsscheidewand als Hemmungsbildungen aufzufassen. Der halbmondförmige Fleischwulst an der vorderen Vorhofswand ist zweifellos das S II, welches zwei Schenkel hat, deren unterer sich scheinbar selbst in 2 Schenkel theilt; hiervon ist aber der rechte mit seinem segelartigen Anhange die Valvula Eustachii; der linke läuft links an der Vena cava inf. vorbei. Das halbmondförmige schmale Segel, welches letzteren Schenkel linkerseits umsäumt, ist ein Rest des völlig herabgewachsenen S I, welches die Scheidung der Ostia atrioventricularia vollendet hatte. Ein O I kann also nicht mehr vorhanden sein, während das O II sehr gross ist.

14. Fall.

J. B., 22 Monate altes Mädchen[1]). Tod durch beiderseitige Pleuropneumonie.

Es fand sich Larynxcroup; Dysenterie; geringer Hydrops der Extremitäten.

---

[1]) Fall 6 von Preisz a. a. O. S. 259.

Am Herzen ist der rechte Ventrikel mässig erweitert. Die grossen Gefässe entspringen an normaler Stelle. Aus dem Aortenbogen gehen 2 Carotiden, 2 Subclavien, eine Thyreoidea ab. In den linken Vorhof ergiessen sich 2 dünnere rechte und eine starke linke Lungenvene.

„Der Rahmen der Vorhofsscheidewand ist gut ausgebildet, der häutige Theil haftet hinten an dessen vorderem Rande, unten und oben aber an dessen linker Fläche und ist grob durchlöchert; vorn und oben befindet sich das 7 mm lange, 2 mm breite Foramen ovale. Die Eustachi'sche Klappe ist sehr niedrig; an Stelle der Valvula Thebesii ist nur eine über das Ostium der Coronarvene gespannte Sehne."

Im Kammerseptum ist oben ein Defect von 12 mm Breite und 10 mm Höhe. Seine untere Grenze bildet der concave Rand des defecten Ventrikelseptums. Oben wird der Defect durch den vorderen unteren Theil des Rahmens der Vorhofsscheidewand begrenzt. Der Rahmen giebt daselbst nach links den Aortenzipfel der Mitralis, nach rechts den inneren und zum Theil den vorderen Zipfel der Tricuspidalis ab, wodurch über dem Defect ein Dach gebildet wird.

Die Vorhofsscheidewand ist in diesem Falle schon ziemlich vollständig. Der Theil, den der Verfasser „Rahmen" nennt, wird vorn vom S II, unten und oben von dessen Ausläufern und hinten durch die dicke fleischige Wurzel des S I gebildet; der häutige durchlöcherte, unten und oben an der linken Seite des Rahmen angeheftete Theil stellt das S I vor, dessen Durchlöcherungen ich ebenso erkläre wie in dem Falle 4. Das kleine „Foramen ovale" des Verf. ist das O II.

Das O I ist natürlich geschlossen. Das Septum ventr. ist nicht ausgebildet. Auch hier finden sich anderweitige Anomalien; so an den Zweigen des Aortenbogens und in der Zahl der Pulmonalvenen.

15. Fall.

A. E., 44 Jahre alt, Tagelöhner, starb im Januar 1847 an heftiger Bronchitis mit einem Brandschorfe an der Unterseite der Zunge[1]).

„Im Herzbeutel 15 g Serum. — Das Herz mit einer sehr zarten, am rechten Ventrikel als kleine Sehnenflecke auftretenden Pseudomembran bekleidet; 96 mm lang, ebenso breit; der linke Ventrikel mässig, der rechte Ventrikel und der Hohlvenensack beträchtlich erweitert. Der linke Ventrikel 9 mm, der rechte 6 mm dick."

[1]) Fall von Rokitansky a. a. O. S. 45 (No. 2225).

An Stelle der Vorhofsscheidewand eine unten, vorn und oben 11 bis 12 mm, hinten 2 mm hohe fleischig-häutige Leiste, an welcher unten ein eben merklicher, häutiger Saum haftet. Von diesem unteren Theile zweigt sich nach hinten und rechts ein etwa 4 mm hoher, das Ostium vena cav. inf. vorn und aussen umschlingender Schenkel ab. — Die Aorta hat einen Durchmesser von 17 mm, die Lungenarterie 22 mm. Der Ductus Botalli verödet.

Die fleischig-häutige Leiste ist aus dem S II und seinen beiden Schenkeln vorn, oben und unten gebildet, während der hintere nur 2 mm hohe Theil aus der dicken fleischigen Wurzel des S I, sowie der Valvula venosa sinistra hervorgegangen ist. Vom herabgewachsenen S I findet sich nur eine Andeutung als häutiger Saum unten an der Fleischleiste. Somit ist das O II sehr gross; sein Durchmesser beträgt beiläufig hier 35 mm.

16. Fall.

J. B., 42 Jahre alt, Ziegeldecker[1]).

Sectionsbefund: „Körper mittlerer Grösse, bläulich-roth, fett, ödematös, Unterleib ausgedehnt. Innere Hirnhäute sehr trübe, mässig infiltrirt; Gehirn blutreich, in den Hirnhöhlen etwas klares Serum. — Beide Lungen angeheftet, vorn grauröthlich, hinten dunkelbraunroth, ödematös. — In der Bauchhöhle etwas klares Serum. Leber blutreich; Milz etwas grösser; Magenschleimhaut gewulstet, pigmentirt; Netz und Gekröse fett; Nieren mässig mit Blut versehen."

Im Herzbeutel 30 g Serum. — Das Herz mit vielem Fette besetzt, sehr gross, 115 mm lang, 125 mm breit. Der rechte Ventrikel stark dilatirt, der linke mässig; der Hohlvenensack nicht beträchtlich erweitert. Linke Ventrikelwand 14 mm, rechte 6 mm dick. Die Segelklappen an ihrem freien Rande etwas verdickt. „An der Stelle der Vorhofsscheidewand eine 40 mm Durchmesser haltende Oeffnung, welche oben vorn und unten von einer, namentlich unten 13 mm hohen, hinten nahezu verstrichenen Fleischleiste begrenzt wird. Unten trägt sie einen dünnen häutigen Saum, der sich nach vorn hin auf deren Lungenvenensacksseite schlägt und sich hinten mit ihr am inneren Umfange des Ostium venae cav. inf. verliert." Ein zweiter Schenkel der Fleischleiste geht an den äusseren Umfang dieses Ostiums (Valv. Eustachii). — Das Ostium venae coronariae ist sehr gross. Lungenarterie hat einen Durchmesser von 30 mm, Aorta 20 mm. Ductus Botalli verödet.

Der Fall ist mit dem vorigen fast identisch.

---

[1]) Fall von Rokitansky a. a. O. S. 43 (No. 2333).

17. Fall.

Todt geborner Knabe[1]) mit linksseitigem Radiusmangel und Defect des Zwerchfells, ähnlich, wie im 5. Fall.

„Am Herzen fällt äusserlich die weite, im Durchmesser fast 7 mm messende Lungenarterie auf, die mit dem Ductus Botalli einen continuirlichen Bogen bildend, sich in die Aorta fortsetzt; letztere hat 5 mm Durchmesser."

„Das Vorhofsseptum besteht aus einem Rahmen, dessen hinterer zwischen beiden Atrioventricularostien bis an die vordere Wand reichender unterer Theil breiter und dünner, dessen vorderer Theil aber niedriger und etwas dicker ist." In diesem Rahmen ist eine dünne, fein durchlöcherte Membran so befestigt, dass sie hinten und unten vom Rande auszugeben, hinten, oben und vorn aber an der linken Seite des Rahmens befestigt zu sein scheint; vorn befindet sich eine kleine Oeffnung.

Im Septum ventriculorum findet sich an Stelle des häutigen Theiles und hinter demselben ein 10 mm hoher und im mittleren Theile 5 mm breiter Defect; er ist nach unten spitzwinklig; seine vordere Grenze wird durch den vorderen Schenkel des Kammerseptums gebildet, seine hintere untere Grenze durch einen dicken Muskelzapfen des Kammerseptums, welcher nach oben nicht bis zum Rahmen des Vorhofsseptums, nach hinten nicht bis an die Kammerwand reicht. Die hintere obere Grenze des Defectes wird vom unteren Theile des Vorhofsseptums gebildet; von letzterem geht links der vordere Theil des medialen Mitralsegels, rechts das mediale Segel der Tricuspidalis ab, welche beide nach rückwärts mit einander verwachsend, den genannten Muskelzapfen nach oben mit dem Vorhofsseptum, nach hinten mit der hinteren Kammerwand verbinden. Der hintere Theil des Kammerseptums wird somit durch ein häutiges Dreieck gebildet, welches aus dem hinteren Theile der beiden medialen Klappenzipfel durch deren Zusammenwachsen entstanden ist; es ist mehrfach durchlöchert.

Am rechten Umfang des Ostium cavae inferioris befindet sich eine ziemlich grosse Klappe, deren unterer Theil rechts an jenem durchlöcherten häutigen Theile des Kammerseptums haftet und siebförmig durchbrochen ist. Zwischen diesem durchbrochenen Theile und der Vorhofsscheidewand mündet der Sinus coronarius ein.

Der vordere dickere Theil des Rahmens stellt hier das S II vor, der hintere und untere, breitere, aber dünnere Theil entspricht mitsammt der durchlöcherten von ihm ausgehenden Membran dem S I, welches also ganz herabgewachsen ist und vorn nur eine „kleine Oeffnung" lässt, das O II. Die feinen Durchlöcherungen sind ebenso, wie im Falle 4, zu erklären. Das Sep-

---

[1]) Fall von Preisz a. a. O. S. 257 (sein 5. Fall).

tum ventr. ist unvollständig ausgebildet. — Die grosse siebförmig durchlöcherte Klappe am rechten Umfange der Cava inferior, die auch die Mündung des Sinus coronarius von rechts her umfasst, entspricht der Valvula venosa dextra. — Ausser diesen fanden sich noch andere fötale Missbildungen bei diesem Knaben: Die Aorta setzte sich aus Lungenarterie und Ductus Botalli, also dem 6. Arterienbogen fort; am linken Vorderarme fehlte der Radius; das Zwerchfell war defect.

Hiermit findet die Besprechung der einzelnen Fälle ihren Abschluss. Sie zeigen, dass sich eine Erklärung derartiger Missbildungen des Herzens durch die Entwickelungsgeschichte leicht und einfach ergiebt, und dass es am natürlichsten ist, sie als Hemmungsbildungen aufzufassen. Dafür, dass hier fötale Zustände dauernd obwalten, die beim normalen Herzen nur vorübergehend auftreten, sprechen auch die Entwickelungsfehler an anderen Organen, die bei einer ganzen Reihe der beschriebenen Fälle zugleich mit den Scheidewanddefecten des Herzens bestehen. Ich erinnere nur an den Defect am Zwerchfell bei meinem 5. und 17. Falle, an das Fehlen des Radius beim 17. Falle, an die Cheilognathopalato-schisis beim 9. Falle und an viele andere Missbildungen am Herzen selbst, am Gefässsystem und noch an verschiedenen anderen Organen. Die Annahme, dass pathologische destructive Prozesse die Ursache der besprochenen Scheidewanddefecte gewesen sein könnten, lässt sich mit Sicherheit ausschliessen, da jegliche charakteristische Spur derartiger Vorgänge fehlt, die Ränder der defecten Scheidewandtheile glatt und regelmässig sind.

Die directe Ursache des Mangels an Wachsthumsenergie bei diesen Missbildungen ist noch unbekannt. Von manchen Seiten wird behauptet, dass mangelhafte Ernährung der befallenen Organe das ursächliche Moment abgiebt, vielleicht bei ungenügender Blutzufuhr durch zu enge Gefässe; das vollständige Fehlen mancher Organe wäre alsdann durch völligen Mangel ihrer Arterien bedingt. Diese Erklärung besagt, selbst wenn sie richtig ist, nur wenig; sie verlegt den Bildungsfehler einen Schritt rückwärts in das Gefässsystem, und wir stehen von neuem vor der

Frage: Was war die Ursache für den Bildungsfehler der zuführenden Arterie? Mag uns die Ursache aber immerhin noch unbekannt sein, so lassen doch die thatsächlichen Befunde eine ganz bestimmte Deutung zu: Immer finden wir Zustände hier andauern, die normaler Weise nur vorübergehend sind. Wie die verschiedenen Herzen verschiedene Entwickelungsstufen erreicht haben, viele noch sehr mangelhaft ausgebildet sind, manche nur noch geringe Unvollkommenheiten zeigen, so finden wir in jedem Einzelfalle an den einzelnen Theilen wieder verschiedene Grade der Ausbildung. In den frühesten Stadien fehlen alle Theile, die später die Vorhofsscheidewand bilden, vollständig. Andere Fälle lassen schon die Anlage des S I erkennen, das bald nur angedeutet ist, bald sich in mehr oder minder vollkommener Ausbildung zeigt. In Fällen, die in noch späterem Stadium der Entwickelung stehen geblieben sind, finden wir die secundäre Durchbrechung des S I zuweilen als sehr kleines O II, andere Male grösser bis zu sehr bedeutendem Umfange. Grössere Vollkommenheit zeigte sich, wenn das S II schon angedeutet oder gar zu einer gewissen Ausbildung gelangt war; stets war hier auch das S I vorhanden und vom O II durchbrochen, wenn auch beide Theile in sehr wechselndem Umfange; es bestand aber noch das O I, und ebenso war die Trennung des Ostium atrioventriculare commune noch nicht zu Stande gekommen. Dann folgten Hemmungsbildungen der Vorhofsscheidewand, deren Theile sämmtlich angelegt waren, wo das S I das Ostium atrioventriculare commune erreicht und in ein rechtes und ein linkes gesondert hatte. Eine Gruppe von Fällen endlich liess nur noch kleine Mängel erkennen und bildete so den Uebergang zur Norm. Zu erwähnen ist, dass auch das Septum ventriculorum die verschiedensten Entwickelungsstadien zeigte.

Alle unsere Erörterungen zielen, wie man sieht, darauf hin, solche Defecte **nicht schematisch** nach der Grösse der Communicationsöffnungen zwischen den beiden Herzhälften, oder nach der Dicke und musculösen Beschaffenheit der Scheidewandtheile, oder endlich nach sonstigen rein formalen Principien zu beurtheilen, sondern **durch die Auffassung als Bildungsfehler ein tieferes Verständniss derselben zu erlangen.**

Zum Schlusse sage ich Herrn Geheimrath Arnold für die gütige Ueberlassung des Materials und für seine wohlwollende Unterstützung, sowie Herrn Prosector Dr. Maurer für seinen Beistand meinen besten Dank. Endlich danke ich auch Herrn Collegen Werner für die künstlerisch ausgeführte Zeichnung.

Erklärung der Abbildungen.

Tafel XIII.

Spt. I Septum primum. Spt. II Septum secundum. V. C. i. Vena cava inferior. V. C. s. Vena cava superior. Ost. I Ostium primum. Ost. II Ostium secundum. V. Eust. Valvula Eustachii. V. Theb. Valvula Thebesii. Ost. Atr.-ventr. c. Ostium atrioventriculare commune. For. int.-ventr. Foramen interventriculare. Sept. ventr. Septum ventriculorum. V. d. Ventriculus dexter.

(Separatabdruck aus Virchow's Archiv für pathologische Anatomie und Physiologie und für klinische Medicin. 126. Band. 1891.)

Druck und Verlag von Georg Reimer in Berlin.

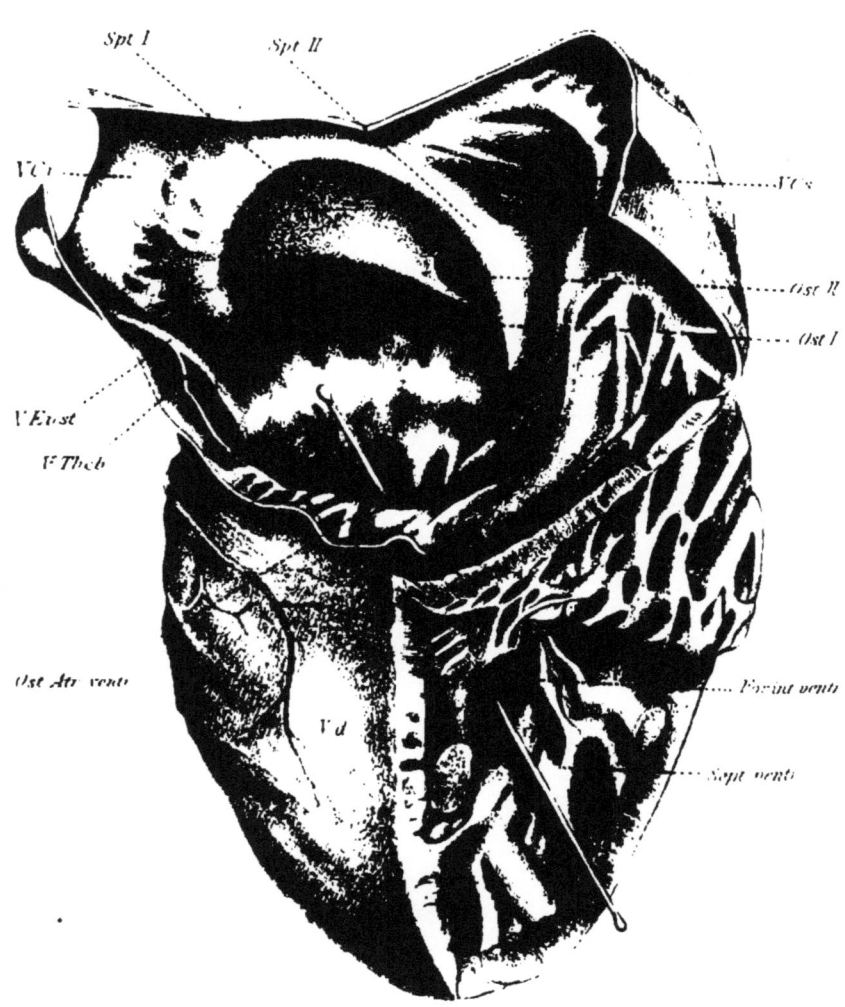